DE LA

NATURE PARASITAIRE

DU PSORIASIS

PAR

Le Dr Henri PERROT
Élève de l'Ecole du Service de Santé Militaire,
Ancien Externe des Hôpitaux de Lyon.

LYON
A. REY, IMPRIMEUR-ÉDITEUR DE L'UNIVERSITE
4, RUE GENTIL, 4
—
1900

DE LA

NATURE PARASITAIRE DU PSORIASIS

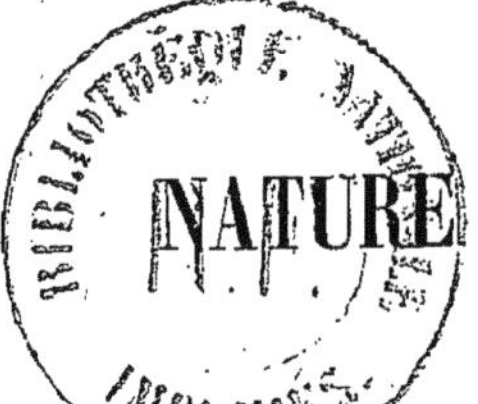

DE LA

NATURE PARASITAIRE

DU PSORIASIS

PAR

Le Dr Henri PERROT

Ancien Externe des Hôpitaux de Lyon.

LYON

A. REY, IMPRIMEUR-EDITEUR DE L'UNIVERSITE

4, RUE GENTIL, 4

1900

A LA MÉMOIRE
DE MA GRAND'MÈRE ET DE MA MÈRE

A MON PÈRE

A MA SŒUR

A MES AMIS

A MES MAITRES DANS L'EXTERNAT

M. le Professeur AUGAGNEUR

Professeur de Pathologie externe à la Faculté,
Chirurgien en chef de l'Antiquaille.

Mon Président de Thèse.

M. le Professeur TEISSIER

Professeur de Pathologie interne à la Faculté,
Médecin de l'Hôtel-Dieu.

M. le Professeur FOCHIER

Professeur de Clinique obstétricale à la Faculté,
Chirurgien de la Charité.

M. le Professeur Agrégé VALLAS

Chirurgien de l'Hôtel-Dieu.

M. le Dr COMMANDEUR

Accoucheur des Hôpitaux.

A M. le Médecin-Major de 2e classe BATUT

Répétiteur à l'École du Service de Santé Militaire.

ERRATA

Page 6, ligne 19 *au lieu de* λειηνχω, *lire* λειχω.

— 17, — 15 — Duplayet, Morat, *lire* Duplay et Morat.

— 24, — 10 — Jourdaret, *lire* Jourdanet.

— 31, — 20 — cellules x, *lire* cellules α.

— 55, — 30 — Ducray, *lire* Ducrey.

— 69, — 31 — d'un retour d'âge, *lire* « d'un retour d'âge ».

— 78, — 25 — das Mangebende, *lire* das Massgebende.

— 95, — 18 et 30 — Monro, *lire* Munro.

— 105, — 3 — Essais, *lire* Essai.

INTRODUCTION

Le psoriasis, dit NIELSEN, peut être ordinairement regardé comme une maladie pandémique. HEBRA avait déjà fait remarquer qu'on le trouve dans toutes les parties du monde et peut-être dans toutes les races humaines. S'il semble douteux que les affections décrites par HIRSCH en Polynésie, chez les Indiens du Brésil soient du psoriasis véritable, si chez les nègres la maladie semble rare (MORISON); par contre, on la rencontre fréquemment chez les Juifs (B. SQUIRRE), dans les pays du Nord (8,1 pour 100 des maladies cutanées en Islande), dans l'Amérique du Nord (3,28 pour 100 des maladies cutanées d'après J. WHITE); enfin, NIELSEN, se servant des statistiques existantes sur les rapports de fréquence du psoriasis avec les autres maladies cutanées dans plusieurs grands États de l'Europe a trouvé, sur 15.376 cas d'affections de la peau, 993 cas de psoriasis, soit 6,5 pour 100.

Pour expliquer cette vaste expansion du psoriasis, doit-on, comme l'a prétendu BALMANNO SQUIRRE, dire que le psoriasis est une endémie asiatique, dont le peuple juif a été l'agent de dissémination? Ce peuple, que déjà les Pharaons chassèrent de leur empire par crainte de la lèpre, comme nous le rapportent PLUTARQUE, JUSTIN et TACITE, s'en serait-il allé, errant et misérable, dénué des choses les plus nécessaires à la vie, répandre le psoriasis, le long de grandes voies maritimes et fluviales dans tout le monde connu des anciens?

Tout ce qu'on peut dire, c'est que dans les temps antiques, le psoriasis a fait partie du chaos où étaient entassées :

1° Une foule d'affections squameuses réunies sous le nom de λεπραι de λεπίς-ιδος, écaille, mot rendu dans les traductions latines par *leprae* et dans les traductions françaises par *dartres*.

2° Des éruptions souvent accompagnées de prurit, ψωραι, de ψω, je gratte, qui comprenaient entre autres, le lichen, le prurigo, l'impétigo ;

3° Des efflorescences cutanées survenant surtout sous l'influence des saisons et affectant parfois un caractère épidémique, et appelées λειχηνες, de λειηνχω, je lèche (impétigo, dartres).

CAR, HIPPOCRATE, CELSE, ARCHIGÈNE et AETIUS, PAUL d'Egine, distinguent plutôt des groupes, des catégories d'éruptions, que des formes éruptives bien déterminées.

Les auteurs arabes et de la Renaissance ne font que répéter avec plus ou moins de clarté ce qui avait été dit dans l'antiquité.

Il faut arriver à la fin du XVIIIe siècle, à WILLAN, pour trouver un essai de différenciation des genres dans les maladies cutanées. Celui-ci établit dans son genre des squames deux espèces distinctes : le psoriasis et la *lepra vulgaris*.

Après lui, sans se préoccuper beaucoup de la nature du psoriasis ou sans faire sur elle que des hypothèses d'ordre purement philosophique, les auteurs s'appliquent surtout à savoir si le psoriasis et la *lepra vulgaris* sont des affections différentes.

Thomas BATEMAN, élève de WILLAN, CAZENAVE et SCHEDEL, RAYER, DEVERGIE insistent sur la nécessité de distinguer le psoriasis de la *lepra vulgaris*.

ALIBERT, GIBERT, MARTIN, S. PLUMBE et DUFFIN, FLEURY, SCHŒNLEIN confondent avec raison les deux affections. La *lepra vulgaris* n'est autre que le psoriasis circiné.

Mais si la lèpre vulgaire n'est qu'une forme du psoriasis, qui n'a rien de commun avec la véritable lèpre qui n'est autre que l'éléphantiasis des Grecs des anciens dermatologistes, l'éléphantiasis des Arabes étant une affection tout à fait différente des précédentes auquel on réserve exclusivement aujourd'hui le nom d'éléphantiasis, il n'en est pas moins intéressant de noter que le mot lèpre éveille à l'esprit l'idée d'une maladie terrible, hideuse, mutilante et contagieuse; que le malheureux psoriasique, il y a cinquante ans à peine, pouvait être appelé lépreux et fut certainement dans les temps anciens l'objet des mesures sévères et souvent barbares édictées contre les lépreux.

Le psoriasis bien défini, il fut possible aux auteurs de chercher sa cause[2] pathogénique; alors, parallèle-

[1] Pour éviter un malentendu qui se produit d'une manière

ment évoluèrent, touchant la nature du psoriasis, diverses théories que nous nous proposons d'examiner dans cette étude ainsi divisée :

A M. le professeur AUGAGNEUR revient l'idée de notre travail ; à lui, comme à nos autres maîtres dans l'externat, nous dédions cette étude, puisque, dans ces deux dernières années, c'est à leurs côtés que nous avons passé nos meilleurs instants. C'est une grande joie pour nous de leur affirmer à tous nos sentiments de profonde reconnaissance. Et nous n'oublions pas, dans notre gratitude, ceux de nos maîtres et de nos chefs de l'Ecole du Service de santé militaire qui ont bien voulu nous témoigner de l'intérêt. Merci enfin, à nos amis, particulièrement au Dr NIEGER, à nos camarades d'école, dont la bonne affection et la vivifiante sympathie ont souvent soutenu notre courage.

banale, on appelle, dit LEREDDE, d'une manière abrégée et sous cette réserve qu'elle n'est pas le facteur étiologique unique, cause d'une maladie, celle des causes qui est constante et détermine les lésions de cette maladie.

DE LA

NATURE PARASITAIRE DU PSORIASIS

CHAPITRE PREMIER

EXPOSÉ DES THÉORIES DIATHÉSIQUE, NERVEUSE ET DE LA PRÉDISPOSITION CUTANÉE

Théorie diathésique.

Hardy, parlant de la nature du psoriasis, s'exprime ainsi : « Nous regardons le psoriasis comme une expression particulière de cette même maladie de l'organisme, de cette diathèse que nous avons vu engendrer l'eczéma, le pityriasis, et nous le représentons comme un nouveau mode de cette manifestation, de cet état constitutionnel morbide qui s'exprime indifféremment et selon les idiosyncrasies, par la vésicule de l'eczéma ou la squame du psoriasis. Pour expliquer la nature des éruptions dartreuses, on a pensé qu'elles survenaient sous l'influence d'une cause interne dont elles n'étaient que l'expression externe. C'est à cette influence qu'on a donné le nom de vice dartreux. En quoi consiste cette disposition, dans quel élément organique réside-t-elle ? Il est impossible de le dire.

Bazin, qui définit les diathèses « des maladies habituellement chroniques, le plus souvent continues, caractérisées par la formation d'un produit morbide qui peut avoir son siège indistinctement dans tous les systèmes organiques », rattache le psoriasis aux diathèses arthritique ou herpétique. Le psoriasis herpétique débute par les coudes et par les genoux, il siège surtout à la face externe des membres, au tronc, à la face. Il offre des placards peu nombreux, assez réguliers, souvent symétriques; il a des squames épaisses, imbriquées, sèches et adhérentes, ressemblant à des taches de bougie. Le psoriasis arthritique respecte les coudes et les genoux, il siège aux extrémités et sur la ligne médiane du corps; il n'est pas symétrique; ses placards nummulaires, irréguliers, sont recouverts de squames jaunâtres plutôt que nacrées; de plus, il est parfois douloureux. Bazin reconnaît enfin qu'il existe des formes intermédiaires; elles doivent être rangées sous le nom de psoriasis mixte : pseudo-arthritique ou herpético-arthritique.

Guibout, traitant de la nature du psoriasis, distingue :

1° Le psoriasis idiopathique localisé, reconnaissant pour causes des frottements ou des pressions répétées sur une région exposée aux frottements mécaniques;

2° Le psoriasis symptomatique de l'arthritis de Bazin;

3° Le psoriasis syphilitique;

4° Le psoriasis herpétique : si l'existence de l'arthritis en tant que diathèse est contestée, il n'en est pas de même de l'herpétisme; le psoriasis est une des plus fréquentes et des plus importantes manifestations de l'herpétisme.

L'aveu dépouillé d'artifice de HARDY, le manque de renseignements de la part de GUIBOUT et BAZIN touchant la nature du principe morbide producteur de la diathèse, étaient peu propres à satisfaire les esprits soucieux de connaissances exactes. La diathèse qu'irrévérencieusement HEBRA appelle « notre vieille marotte française », fut sujette à des appréciations que les divers auteurs jugèrent bon de n'exprimer qu'en latin ; on la nomma le *quid ignotum*, le *caput mortuum*, l'*ultima ratio* des pathologistes dans l'embarras. Puisque le mot diathèse ne signifie pas autre chose que cause générale, on ne doit pas s'étonner de trouver décrites sous cette rubrique une foule de maladies dont la nature véritable était ignorée ou fortement contestée à l'époque de BAZIN, de HARDY, GUIBOUT, etc. On distingue alors : les diathèses syphilitique, scrofuleuse, tuberculeuse, paludéenne, herpétique, arthritique, psorique.

Ici, il est intéressant de noter que le psoriasis fut rattaché à la syphilis.

Erasmus WILSON fait du psoriasis une manifestation de la syphilis héréditaire tardive ; le virus ou plutôt le poison syphilitique, comme on disait alors, se transmettant à travers plusieurs générations, se transformerait en psoriasis. Depuis longtemps cette idée semblait tombée dans l'oubli, quand, en 1882, elle fut reprise par TAYLOR au Congrès de l'association dermatologique américaine. Les protestations des membres du congrès furent unanimes. Ceux-ci montrèrent qu'il n'y a pas plus de syphilitiques parmi les parents des psoriasiques que parmi les parents des malades qui sont atteints d'autres affections cutanées; qu'un psoriasique peut très bien prendre la syphilis, et que dans ce cas les manifestations cutanées des deux affections sont le plus souvent assez faciles à distinguer l'une de l'autre.

Quoi qu'il en soit, les partisans de la doctrine diathésique du psoriasis affirmèrent que le psoriasis possède tous les caractères des diathèses : ténacité, accroissement progressif, généralisation, symétrie, fixité des formes, diversité de siège, récidivité, absence de contagion, guérison sans cicatrice, hérédité, métastases.

Qu'est-ce que la métastase? Broussais dit : « Les organes sympathiquement irrités peuvent contracter l'irritation à un degré supérieur à celle de l'organe à l'influence duquel ils la doivent; dans ce cas, la maladie change de place et de nom : ce sont les métastases. » D'autres auteurs la définissent : « La migration de la matière peccante d'un organe moins noble vers un organe plus noble. Si cette migration se fait à l'avantage du malade, le principe morbide quittant un organe important pour se fixer sur un organe inférieur, il y a diadoche. »

Nous en empruntons à Alibert quelques exemples frappants :

1° Un homme avait depuis longtemps un catarrhe chronique de la vessie, il fut guéri par l'apparition d'un psoriasis;

2° Un littérateur cessa d'éprouver les accès d'une aliénation mentale à laquelle il était sujet depuis trois ans, aussitôt qu'un psoriasis capitis apparut chez lui.

Seule, au milieu du concert diathésique, s'élève en 1835 la voix discordante de Fleury. Cet auteur émet l'avis que le psoriasis reconnaît une cause externe, qu'il est le résultat d'une inflammation cutanée développée sous l'influence des agents atmosphériques.

Mais ce n'est pas impunément. Aquarone, qui en 1865 consulte son travail, s'écrie : « Lorsque, muni de faits nombreux et probants à l'appui d'une opinion, on vient la présenter sous toutes ses formes en ayant soin de mettre à côté de la théorie le fait : c'est digne et honorable. Mais que l'on veuille tenter une révolution dans la manière de voir de la science sur certains sujets en vertu d'un nom que l'on a fait grand, qu'on aille en son pouvoir imposer au peuple médical des erreurs pour des maximes de foi, c'est être doublement funeste et méchant. »

Chaud partisan de la doctrine herpétique, Aquarone revient sur les métastases, sur les dangers qu'il y a à guérir trop brusquement une poussée de psoriasis : « Une cause qui aggrave considérablement le pronostic, c'est la métastase. Si, en effet, un psoriasique se livre sans réflexion entre les mains d'un charlatan ou d'une commère, et, hélas ! où en rencontre-t-on plus que dans l'art de guérir ces affections que l'on appelle les dartres?... La guérison a lieu, mais quelles n'en sont pas les fâcheuses conséquences ! Combien de fois la mort n'est-elle pas due à la métastase dans un organe thoracique ou abdominal, d'une dartre que la coquetterie ne pouvait supporter sur la figure ou sur les mains !.... » Et ailleurs... « On a prétendu, M. Bazin entre autres, que le psoriasis pouvait amener la mort; nous ne contestons pas le fait, seulement nous pensons que la mort n'arrive que par imprudence, ou bien, si l'on aime mieux, par répercussion, par métastase..... Lorsque, précipitamment blanchie, la peau se trouve nette, il est rare que les organes internes ne s'emparent pas de l'affection, et de là les pleurésies, les pneumonies, les gastrites ; de là, la mort. »

Telle était l'idée qu'on se faisait autrefois du psoriasis-diathèse. Aujourd'hui, de la longue liste des anciennes diathèses il n'en persiste plus que deux : l'herpétisme et l'arthritisme, et la conception qu'on en a s'est enrichie des découvertes de la science moderne.

L'herpétisme est, pour Lancereaux, une névrose vaso-tirophique constitutionnelle et héréditaire.

La pathogénie de l'arthritisme met en présence les humoristes et les solidistes (Richardière).

La théorie solidiste (Hanot, Cazalis, Renault, H. Robin) voit l'origine de l'arthritisme dans une malformation congénitale du tissu conjonctif. Hanot, en 1893, définit ainsi l'arthritisme : « Un état constitutionnel caractérisé, entre autres éléments constitutifs, par une viciation ordinairement congénitale et héréditaire de la nutrition du tissu conjonctif et de ses dérivés, qui deviennent des tissus de moindre résistance. Au point de vue fonctionnel et anatomo-pathologique, l'arthritisme se caractérise par la vulnérabilité plus grande du tissu conjonctif, avec tendance à l'hyperplasie, à la transformation fibreuse, à la rétraction fibreuse. »

La théorie humoriste est celle de Bouchard. Pour

ce dernier, l'arthritisme vient du ralentissement de la nutrition, qui se caractérise par la production exagérée des acides.

Gaucher, défenseur de nos vieilles traditions françaises, se range à la doctrine essentiellement humorale de Bouchard.

Les anciennes diathèses : scrofule, syphilis, dartres, etc. n'ont plus de raison d'exister. La syphilis, la tuberculose sont des affections parasitaires. La scrofule fait partie de la tuberculose, affection microbienne, et du lymphatisme, tempérament et non diathèse. Rien ne porte plus à diviser la dartre en arthritis et herpétis. Une seule et même cause régit les dermatoses arthritiques et herpétiques, et s'il faut donner un nom à cet état particulier de l'organisme, à cette diathèse, Gaucher est d'avis de lui donner le nom d'arthritisme. L'arthritisme a pour caractère fondamental un trouble de la nutrition, qui fait que les substances absorbées et assimilées subissent une oxydation incomplète. Le terme ultime des combustions des aliments quaternaires est l'urée, dont la grande solubilité facilite l'élimination par la sécrétion urinaire.

Incomplètement oxydées, les matières azotées donnent des matériaux extractifs : acide urique, leucine, tyrosine, créatine, créatinine, etc., dont la faible solubilité ne permet qu'en petite partie l'élimination par le rein. Alors, ces matières sont éliminées par la peau, organe vicariant du rein, mais elles sont irritantes pour celle-ci et provoquent les éruptions arthritiques. Enfin, quand l'élimination cutanée est insuffisante, elles donnent les surcharges viscérales causes des métastases.

Et GAUCHER, au Congrès de dermatologie de Vienne en 1892, ainsi que dans son traité de 1895, rapporte de nouveaux exemples de métastases. Un individu atteint de psoriasis généralisé invétéré datant de son enfance, traité pour un psoriasis, est guéri, et le jour même où il demande sa sortie de l'hôpital, il est pris de rhumatisme articulaire aigu qui devient du rhumatisme cérébral, qui met très rapidement ses jours en danger et qui ne guérit qu'avec la réapparition de papules psoriasiques.

Un individu affecté de psoriasis guérit de ce psoriasis ; il est atteint alors de dyspepsie tenace et très douloureuse, avec dilatation de l'estomac, de troubles gastralgiques très rebelles qui n'ont apparu (et c'est une coïncidence bien singulière si ce n'est qu'une coïncidence) qu'avec la guérison des accidents cutanés.

Enfin, un autre malade atteint d'artério-sclérose est en même temps atteint de psoriasis ; il a une néphrite interstitielle, et, d'une façon très nette, l'albumine augmente et la néphrite s'aggrave chaque fois que l'éruption psoriasique diminue. Au contraire, lorsque le psoriasis revient par une poussée plus intense, les accidents de néphrite s'amendent et l'albuminurie diminue.

Enfin, TOMMASOLI, au Congrès de Pavie en 1887, émettait l'opinion que le psoriasis doit être rangé dans les affections dermiques leucomaïniques, c'est-à-dire provoquées par des substances bio-chimiques produites dans l'organisme, et pouvant devenir pathogènes par leur production en trop grande quantité.

Théorie nerveuse.

En 1859, Charcot publie les premières observations d'affections cutanées consécutives à des lésions des nerfs : un zona apparaît en même temps qu'une névralgie de la jambe et sur les parties douloureuses, chez un homme qui avait reçu une balle à la partie postérieure et inférieure de la jambe ; chez un autre malade, à a suite d'un cancer de la colonne vertébrale, survient un zona cervical lié aux lésions déterminées dans les cordons du plexus, dans les ganglions des racines postérieures correspondantes.

Après lui, Couyba, Homes et Fischer, Brown-Séquard, Vulpian, Samuel, Duplayet, Morat, etc., relatent des faits où des altérations traumatiques des nerfs furent suivies de lésions cutanées.

Rendu, en 1875, dans son mémoire sur les altérations de la sensibilité dans les maladies de la peau, montre, sur les placards du psoriasis d'une certaine étendue, des altérations diverses de la sensibilité.

Testut, dans sa thèse de 1876 sur la symétrie dans les affections cutanées, rapporte dix-sept observations de psoriasis symétrique. D'après lui, les lésions du système nerveux peuvent se traduire du côté de la peau et dans les départements tributaires de la portion lésée, par des éruptions de diverses natures : érythème, eczéma, herpès, impétigo, psoriasis ; si bien qu'on peut poser la loi suivante : les éruptions cutanées quelles que soient leur forme, leur étendue, leur évolution, dépendent d'un fonctionnement anormal d'une portion centrale ou périphérique du système nerveux.

Il explique de trois manières la symétrie dans les affections trophiques de la peau :

1° Une lésion de deux centres vaso-moteurs homologues se traduit par des troubles bilatéraux et symétriques.

2° Deux excitations dystrophiques parties de deux régions homologues amènent chacune isolément des troubles trophiques bilatéraux et symétriques.

3° A une excitation unilatérale peuvent succéder des troubles trophiques symétriques.

Leloir (1887-1890) fait des recherches biopsiques infructueuses sur les nerfs des efflorescences psoriasiques. Kopp (1886), dans seize examens semblables, n'est pas plus heureux. Vidal, Mantegazza (1893) ont aussi des résultats négatifs.

Leloir voit en outre des psoriasis succéder à une violente frayeur, à un accès de colère.

Duron (1886) voit chez divers malades le psoriasis coexister avec le rhumatisme chronique fibreux, il donne même origine nerveuse aux deux affections.

Bourdillon (1888) admet l'origine spinale du psoriasis et des arthropathies qu'il décrit. Pour lui, il s'agit d'une altération fonctionnelle consistant en troubles hypérémiques ou dynamiques de l'axe qui préside aux fonctions de la peau, c'est-à-dire de la moelle, et, plus exactement, de cette partie de la moelle qui est le centre de la fonction de kératinisation.

La thèse de cet auteur est basée sur trente-six observations : nous en citerons les conclusions principales :

1° Chez un certain nombre de malades atteints de psoriasis, il existe des douleurs dont le siège est variable, des arthropathies proprement dites. Ces phénomènes morbides, bien que longtemps passés inaperçus ou considérés comme exceptionnels, ne sont pas des rencontres fortuites et on ne peut méconnaître les liens étroits qui les rattachent à la maladie cutanée.

2° L'ordre dans lequel ils apparaissent, par rapport à celle-ci, n'est pas soumis à une loi constante, mais le plus souvent la dermatose est le premier fait chronologique.

(Sur 36 malades dont nous transcrivons la relation, nous en comptons 29 chez lesquels le psoriasis est le premier fait chronologique ; 4 autres ont été simultanément atteints par la dermatose et les phénomènes rhumatoïdes. Nous croyons, enfin, que dans quelques cas ceux-ci ont été les premiers en date. Les faits de ce genre ont une certaine importance, parce qu'ils ne permettent guère de subordonner les antécédents articulaires à la dermatose elle-même.)

3° Ils se combinent très fréquemment chez un même sujet, et il est possible que la forme arthralgique ou douloureuse se transforme un jour en forme arthropatique déformante.

4° Celles-ci présentent deux variétés : arthropathies partielles, arthropathies généralisées.

5° Il n'y a pas de signe objectif du psoriasis qui puisse faire prévoir l'apparition des troubles articulaires, mais il y a un ensemble de phénomènes d'ordre nerveux qui se rencontrent chez nos malades avec une fréquence remarquable.

6° En tenant compte des caractères propres aux déformations, des conditions étiologiques et des antécédents héréditaires ou personnels, on ne trouve pas de raison suffisante pour rattacher ces faits aux différentes formes du rhumatisme. Au contraire, ces mêmes considérations, en l'absence de toute autre cause capable de les expliquer, permettent de les rapprocher des arthropathies nerveuses, particulièrement de celles qui ont une origine périphérique surtout médullaire.

Cette interprétation, bien que purement théorique, est parfaitement en rapport avec l'idée qu'on se fait aujourd'hui de la pathogénie du psoriasis, qui serait une trophonévrose.

7° L'anatomie pathologique du psoriasis est encore à faire, et la preuve de l'opinion que nous soumettons est encore à trouver, car elle ne peut guère venir que de l'examen microscopique le plus complet.

Boulay, en 1889, publie une revue générale sur la pathogénie du psoriasis. Il serait porté à croire qu'il existe deux espèces très différentes de psoriasis, l'une de nature parasitaire, l'autre de nature nerveuse. Cette opinion a aussi été émise en 1899 par du Castel.

Brissaud, la même année, apporte à la doctrine nerveuse l'appui de sa grande autorité.

Polotebnoff, en 1891, émet l'avis que le psoriasis n'est autre chose qu'une manifestation d'une névrose vaso-motrice, dans laquelle les troubles circulatoires et trophiques peuvent atteindre la peau comme les autres organes.

Hölscher, en 1893, tente de montrer les rapports du psoriasis et de l'asthme.

Kromayer (1892), Mantegazza (1893) admettent un trouble de la nutrition relevant du système nerveux.

Tortellier (1894) se montre partisan de la doctrine nerveuse.

Thibierge, en 1893, rappelant que Besnier, Bourdillon, Polotebnoff ont vu le psoriasis se développer consécutivement à des attaques de névralgie sciatique, rapporte l'observation dont il donne le résumé suivant : « Il s'agit d'un psoriasis débutant à l'âge de quarante-quatre ans, chez un sujet nerveux, issu de parents nerveux, atteint lui-même, depuis vingt-trois ans, d'une sciatique récidivant chaque hiver. Le début de l'éruption s'est fait par une plaque correspondant à la distribution du nerf saphène interne du côté de la névralgie, puis par des plaques correspondant au nerf musculo-cutané du plexus bracchial avant de se montrer aux lieux d'élection du psoriasis ; le membre inférieur non atteint de névralgie n'est pas le siège de localisation psoriasique. »

Danlos, en 1896, rapporte l'observation d'un malade chez qui un psoriasis a débuté pendant une attaque de rhumatisme subaigu généralisé. Il ajoute que les deux lésions dont souffre son malade coexistent trop souvent pour que leur réunion puisse s'expliquer par une simple coïncidence.

Jacquet fait alors remarquer que, dans un cas de psoriasis généralisé avec arthropathies déformantes, il a trouvé avec Liefering des lésions médullaires indubitables.

Rebreyend et Lombard, en 1896, publient un article intitulé : *Psoriasis et Zona.* Voici l'observation fondamentale résumée :

Observation. — A. Louis, dix-sept ans, cocher, entré à l'hôpital le 25 juillet 1896. Dans ses antécédents héréditaires, on ne trouve chez aucun membre de sa famille d'antécédents rhumatismaux ou névropathiques. Aucun d'entre eux non plus n'a été atteint de psoriasis ni d'affection cutanée. Vers trente ans, éruption généralisée de psoriasis guérie à Saint-Louis par l'huile de cade et les bains alcalins. Aucune récidive pendant quatre ans. Puis des plaques réapparaissent au niveau des coudes, des genoux, du cuir chevelu, à des intervalles irréguliers. Pas d'arthropathie. Il entre à diverses reprises à l'hôpital : En août 1894-1895, on lui trouve de l'emphysème. Le 25 juillet 1896, il s'y rend de nouveau pour une spléno-pneumonie. A son entrée, son examen détaillé montre, en même temps qu'une lésion zostériforme intercostale bilatérale, la présence de placards de psoriasis situés aux lieux d'élection : coude gauche, coude droit, avec quelques plaques plus petites disséminées aux environs.

Il existe d'autres efflorescences à la face antérieure de la jambe droite, aux cuisses, à la région dorsale.

Hallopeau et Gasne, en 1898, rapportent le fait suivant ;

Observation. — Une orpheline âgée de huit ans aurait présenté, il y a deux ans, à la suite d'une chute, quelques placards de psoriasis au niveau des aines et du coude droit. Elle n'a jamais subi de traitement. L'éruption a persisté au coude, mais elle a disparu aux aines, laissant des taches achromiques très nettes. Le 7 juillet 1898, elle a une poussée de psoriasis, et si on cherche à déterminer quels sont les trajets nerveux dont la sphère de distribution correspond aux parties intéressées du membre supérieur et de la partie correspondante du tronc, on arrive à reconnaître qu'ils sont multiples ; ce sont, en effet, la cinquième branche dorsale, le circonflexe, le radial, le cubital. L'affection se présente sous forme de bandes métamériques.

L'interprétation qui paraît à HALLOPEAU la plus vraisemblable est que, sous l'influence d'un trouble d'origine embryonnaire, le territoire affecté présente dans sa nutrition une altération qui en fait un terrain favorable au développement du psoriasis.

KUZNITZKY, en 1898, observe un psoriasis unilatéral

Observation. — En avril 1894, vient à la consultation de la clinique dermatologique de l'université de Strasbourg, un garçon boucher de vingt ans, porteur d'un psoriasis nummulaire typique, localisé à un seul côté du corps ; la ligne médiane n'est dépassée qu'en deux endroits sur le cuir chevelu, dans une étendue qu'il est à peine utile de noter et qui est de 1 ou 2 centimètres.

Karl D..., qui n'a jamais eu de psoriasis, ni personne dans sa famille atteint de cette même affection, donne les intéressants renseignements qui suivent : En décembre 1893, il se coupa, dans sa boucherie, avec un hachoir, au pouce droit, au niveau de l'articulation métacarpo-phalangienne. La coupure allait jusqu'à l'os. Il ne remarqua alors aucun trouble de la sensibilité, ni de la motilité. Environ cinq semaines après cet événement (au commencement de février 1894), après que la blessure, qui n'avait pas été suturée, fut guérie, le malade remarqua, à la face de flexion de l'avant-bras droit, un peu en haut de l'articulation du poignet, une petite tache rouge, qui bientôt prit la grosseur d'une lentille et ne tarda pas à se recouvrir d'écailles brillantes. Dans le courant de février, jusqu'au commencemen de mars, des taches semblables se développèrent très rapidemen les unes après les autres et uniquement sur le côté droit du corps et dans l'ordre suivant : sur l'avant-bras, le bras, la tête, l'épaule, la poitrine, le dos, le flanc, la fesse, la cuisse. Le malade est de taille moyenne, très bien musclé, peu gras. Les fonctions végétatives sont normales. Rien du côté de la poitrine, ni des organes abdominaux. La cicatrice de la blessure au pouce droit a environ 5 centimètres de long et un demi centimètre de large. Elle est restée vierge de toute efflorescence psoriasique.

Karl D... fait à l'époque (septembre 1896), d'une façon satisfaisante, son service militaire dans un régiment d'infanterie.

Kutznitzky, à l'occasion de ce fait, publie un important travail dans lequel il s'efforce de démontrer que le psoriasis est une névrose vaso-motrice, en se basant surtout sur les expérience des physiologistes (Cl. Bernard, Goltz, etc.).

Jourdaret (1899) fait connaître une récidive de psoriasis dans laquelle le patient, qui a un père psoriasique, mais rien dans ses antécédents personnels, ni frayeur, ni émotion, a présenté un aspect particulier de l'éruption : à la cuisse, à l'avant-bras, les éléments papulo-squameux dessinaient des lignes perpendiculaires à l'axe du membre, A la partie supérieure du tronc, on observait des lignes parallèles également distantes les unes des autres. Elles affectaient la forme de cercles excentriques, dont le centre serait la tête humérale. Elles étaient de plus en plus grandes, à mesure qu'on se rapprochait de la ligne médiane, et devenaient tangentes au bord du sternum. Le malade avait, de ce fait, un aspect zébré.

Ces courbes parallèles, ayant leur centre au moignon de l'épaule, ne pouvant relever des troncs nerveux, ni des racines, n'auraient-elles pas pour origine une lésion médullaire directe ?

Théorie de la prédisposition cutanée.

Cazenave avait déjà regardé le psoriasis comme une anomalie congénitale de la peau. « Les éruptions squameuses, dit-il, sont des maladies constitutionnelles, mais des maladies constitutionnelles de la peau. Elles tiennent à une disposition innée ou acquise de la peau, à une modification profonde du système sécrétoire. » Le psoriasis est une maladie idiopathique qui peut souvent se transmettre et quelquefois s'acquérir après une affection, comme une maladie infectieuse qui apporte une modification profonde de la peau.

F. Hebra et O. Simon semblent avoir eu la même conception, quand ils comparent l'hérédité du psoriasis à l'hérédité de la peau noire chez la race noire, à l'hérédité des nævi.

Hebra ne voit dans la transmission héréditaire du psoriasis qu'une application de la loi, en vertu de laquelle les enfants nègres, lors même qu'ils sont nés sous des climats tempérés, ont la peau noire comme leurs parents; en vertu de laquelle aussi des individus ayant les cheveux blonds ou rouges procréent des enfants qui ont les mêmes particularités.

Kaposi, qui n'admet pas l'influence de l'état constitutionnel, dit aussi qu'il ne s'agit pas d'une hérédité proprement dite de la maladie, mais seulement d'une hérédité de la nature de la peau. Le psoriasis serait l'expression d'une disposition individuelle des téguments et non de l'état général de l'individu.

Pour Köbner, les traumatismes détermineraient l'éruption psoriasique, en vertu d'une prédisposition cutanée héréditaire, pouvant rester latente de nombreuses années et quelquefois acquise.

Wützdorff, Thin soutiennent une théorie analogue à celle de Köbner.

Auspitz a considéré le psoriasis comme une anomalie de croissance, se révélant principalement sous la forme d'une anomalie de processus de kératinisation de l'épiderme.

Enfin, dit Coffin : « Quelques dermatologistes se basant sur l'embryogénie, qui montre que le système nerveux n'est qu'un ectoderme différencié et que la peau peut être considérée schématiquement comme une sorte d'expansion de l'appareil sensitif, ont voulu faire de cette maladie une malformation cutanée. La peau et le système nerveux se développent tous deux aux dépens du feuillet externe de l'embryon. Or, si l'on examine avec soin les personnes atteintes de psoriasis, on découvre chez elle une tare nerveuse quelconque. Et de là les partisans de cette théorie concluent à un trouble dans le développement de l'ectoderme et consécutivement, de tout ce qui en dérive. »

CHAPITRE II

CRITIQUE DES THÉORIES DIATHÉSIQUE NERVEUSE ET DE LA PRÉDISPOSITION CUTANÉE

Critique de la théorie diathésique.

L'arthritisme est-il la cause du psoriasis? Le psoriasis est-il réellement une dermatose toxique occasionnée par l'élimination cutanée des poisons dus aux phénoménes de nutrition retardante? Telle est la question que nous allons discuter.

Et d'abord, disons qu'aujourd'hui l'arthritisme tend à être regardé comme l'apanage des classes élevées ; il s'observe surtout dans les pays de civilisation, où il se crée progressivement sous l'influence des conditions nouvelles qu'impose la civilisation, et où il s'exagère dans les générations successives (Roger). Or, nous avons vu que le psoriasis est une pandémie frappant indifféremment tous les peuples, et l'étiologie nous apprend qu'il se manifeste dans toutes les classes de la société.

Dans les dermatoses toxiques, dont un grand nombre, et parmi elles les plus graves et les plus persistantes, sont liées à des altérations viscérales et s'expliquent naturellement par la résorption de produits toxiques formés dans les viscères, on doit, dit Lerredde, consisidérer comme très probable que l'action du corps toxique se fait par l'intermédiaire du milieu sanguin modifié, et en dehors des cas où ce corps est amené directement au niveau du tégument, on peut admettre qu'il détermine par action sur les organes hemato et leucocytopoiétiques des altérations sanguines qui engendrent celles de la peau.

Si donc les psoriasiques sont des arthritiques, comme le veut Gaucher, si les phénomènes intimes qui se passent dans leurs tissus traduisent leurs perturbations par des phénomènes cutanés, on doit, d'une part, trouver chez eux des altérations viscérales donnant naissance à des poisons, et au premier chef des troubles gastro-intestinaux, car la plupart des auto-intoxications ont leur point de départ dans le tube digestif, « grand laboratoire des poisons de l'organisme » ; d'autre part, déceler dans leurs viscères : foie, reins, rate, muscles, poumons, et surtout dans leur sang : l'acide urique, la leucine, la tyrosine, des leucomaïnes, etc. De plus, on est en droit de demander aux partisans de la doctrine diathésique de nous révéler un principe toxique particulier propre au psoriasis, principe qui détermine cette lésion toujours une et identique à elle-même : la papulo-squame. Or, les troubles digestifs sont-ils bien fréquents chez les psoriasiques?

Dind attire l'attention sur la présence, au cours de certaines dermatoses, entre autres du psoriasis, de troubles intestinaux que découvre l'examen répété fait du liquide urinaire ; fréquemment celui-ci dévoile une indicanurie remarquable par sa quantité et sa persistance. Mais il ne conclut pas à une relation directe entre les deux phénomènes, et n'y voit qu'une indication de veiller plus qu'on ne fait aux fonctions intestinales chez les psoriasiques.

Gaucher, dans ses leçons sur les maladies de la peau (1895), decrivant le psoriasis a dit : « Cette affection n'altère en rien la santé générale, l'appétit est conservé; l'éruption n'est accompagnée d'aucun trouble fonctionnel. »

Mais la solution du problème n'aurait qu'une importance relative, puisque récemment A. Robin et Leredde ont démontré que l'estomac peut donner lieu à des intoxications agissant sur la peau, sans qu'aucun signe clinique révèle le trouble gastro-intestinal.

Mais il est un argument décisif qu'on peut opposer aux partisans de la doctrine diathésique : l'urochimie, l'hématologie, l'hématohistologie n'ont pas été faites chez les psoriasiques ou ont donné des résultats contradictoires.

Zelenew (1893) étudie l'état du sang dans le psoriasis. Chez un malade non traité par l'arsenic, il constata que pendant l'éruption et l'accroissement des plaques, la quantité d'hémoglobine diminuait d'abord de 12,6 pour 100 à 10,5. Pendant les premiers jours de l'éruption, la quantité d'hémoglobine s'est élevée à 13,1 pour 100, a de nouveau diminué à 11,3 pour 100, pour atteindre, à la guérison complète, 12,2 pour 100. La quantité normale n'étant pas moindre de 16 à 17 pour 100, il est évident que chez ce malade l'hémoglobine était au dessous de la normale pendant toutes les phases de la maladie. Le nombre des globules rouges subissait les mêmes oscillations que l'hémoglobine, les globules blancs augmentaient d'abord puis diminuaient graduellement (de 10.400 à 5000).

Les travaux de Quinquaud concordent avec les observations de Zélenew.

Tchlenoff note que l'alcalinité du sang est diminuée dans le psoriasis.

Enfin divers auteurs trouvent dans le sang des psoriasiques une augmentation de cellules éosinophiles. Que sont les cellules éosinophiles ? « Une cellule granuleuse, dit Ehrlich, est celle qui, à l'état vivant, renferme sous forme de petits globules, des substances se distinguant au point de vue chimique des matières albuminoïdes ordinaires de la cellule. » Ces substances sont sous forme de corpuscules ne donnant aux cellules aucun caractère de spécificité, car elles représentent des matériaux de réserve préparés par de longues transformations (Ligouzat). Différentes maladies (asthme, goutte) paraissent agir sur ces éléments si particuliers du sang, soit en augmentant leur nombre, soit en modifiant leurs caractères histologiques. Pour se rendre compte des modifications numériques, on prend comme point de comparaison le rapport des cellules éosinophiles, qui n'ont d'autre origine que celle des leucocytes en général, aux autres globules blancs du sang normal ; ce rapport est de 3 ou 4 pour 100.

Or, Bouffé soutient que le psoriasis est une maladie éosinophilique, c'est-à-dire que l'on peut ranger dans la classe des affections arthritiques ; son mode de traitement par les injections de liquide testiculaire montre qu'il a aussi songé à l'influence nerveuse sur la genèse du psoriasis, qu'il s'est souvenu de la phrase souvent citée de Charcot : « Les deux arbres (arthritique et névropathique) sont voisins; ils communiquent par leurs racines et ont des relations tellement intimes qu'on peut se demander quelquefois si ce n'est pas le même arbre. » Toujours, dans le psoriasis, il a trouvé, comme dans la goutte, une augmentation considérable de cellules éosinophiles, qui s'élève à 5 et à 18 pour 100 au-dessus de la normale.

Mais Hallopeau fait des réserves. Pour lui, la valeur de l'augmentation des cellules éosinophiles ne paraît pas suffisamment établie.

Canon a trouvé dans le sang, chez une malade atteinte de psoriasis léger, 3,72 pour 100 de cellules éosinophiles, chiffre qui, on le voit, ne dépasse pas le chiffre normal.

Ligouzat, chez trois malades du service de notre maître, atteints de psoriasis généralisé, a fait des examens du sang au point de vue de sa richesse en cellules x. Chez aucun de ces malades il ne lui a été possible de constater aucun changement sensible du nombre des cellules éosinophiles ; leurs caractères histochimiques n'avaient non plus rien de particulier, et cependant il s'agissait de cas où la maladie était très étendue.

Leredde, enfin, conclut de ses recherches que si chez certains psoriasiques, il y a une légère augmentation des éosinophiles en circulation, cette augmentation n'est pas constante.

La théorie arthritique ne trouve pas un appui plus solide dans l'ensemble des caractères qu'elle donne comme spécifiques de la diathèse.

La ténacité, la généralisation, la récidivité ne sauraient être regardées aujourd'hui comme propres aux affections diathésiques. L'accroissement progressif de la plaque psoriasique plaide entièrement en faveur de la théorie parasitaire. Les cas de contagion du psoriasis sont encore cités en petit nombre ; mais l'attention des médecins a besoin d'être particulièrement attirée sur ce point. La symétrie est réclamée par les partisans de la théorie nerveuse. Restent les métastases et l'hérédité : ce n'est pas ici le lieu de discuter la doctrine des métastases ; nous nous contenterons de citer les conclusions de Blachez, qui a fait des métastases, dans le dictionnaire Dechambre, une étude complète : « A mesure qu'on pénètre davantage dans l'étude critique des métastases, on voit combien les faits sont difficiles à préciser ; on conçoit que des esprits, curieux avant tout de conceptions nettes et bien démontrées, aient proposé de rejeter complètement cette doctrine ancienne des métastases, mal appuyée sur les faits les plus contestables. »

Enfin, nous discuterons l'hérédité dans le cours de la nature parasitaire.

Critique de la théorie nerveuse.

Trois théories semblent se partager la faveur des partisans de la doctrine nerveuse :

1° *La théorie sécrétoire.*

2° *La théorie wallérienne ou trophique.*

3° *La théorie vaso-motrice.*

1° **Théorie sécrétoire.** — Cl. Bernard a démontré

l'existence de filets nerveux glandulaires distincts des nerfs vaso-moteurs ; divers auteurs ont été naturellement amenés à penser que le système nerveux, surtout si on le considère comme l'intermédiaire obligé de certaines éruptions arthritiques, causait l'augmentation de la sécrétion de l'éléidine revélée par l'anatomie pathologique dans le psoriasis. Mais il n'est prouvé ni par l'anatomie normale, ni par l'expérimentation qu'il existe des filets nerveux ayant pour fonction l'augmentation ou la diminution de cette sécrétion. Au contraire, Munro a montré récemment que le trouble de la sécrétion épidermique constamment observé dans la papulo-squame psoriasique devait être rapporté à des abcès miliaires.

2° **Théorie wallérienne ou trophique.** — Les lésions graves qui peuvent se développer au niveau de la cornée où il n'existe pas de vaisseaux, et par suite de filets vaso-moteurs, à la suite de la section du trijumeau (expérience de Samuel), les recherches de Waller sur la dégénérescence des nerfs et les troubles consécutifs à leur section, ont fait penser que certaines lésions cutanées sont sous la dépendance de filets nerveux qui aboutissent à la peau et ont sur elle une action trophique. Telle est l'origine de la théorie trophique du psoriasis.

La peau ayant même origine embryologique que le système nerveux central doit avoir avec lui des relations étroites. La substance grise postérieure et centrale jouerait par rapport à la peau un rôle analogue à celui des cornes antérieures par rapport aux muscles. Les fibres trophiques venant du grand sympathique pénétreraient dans la moelle par les racines postérieures, puis, après avoir avoir traversé les cordons postérieurs, dans les cornes postérieures d'où elles courent à la périphérie mêlées aux nerfs moteurs mixtes pour finir dans le derme et l'épiderme par des terminaisons spéciales. Et on a essayé de distinguer sur la surface cutanée trois ordres de territoires indépendants empiétant les uns sur les autres et diversement délimités : les dermatomères radiculaires en rapport avec les troncs ; les dermatomères rhizomériques en rapport avec les racines et les ganglions ; les dermatomères myélomériques en rapport avec un segment médullaire. Les champs cutanés répondant aux troncs nerveux ont été reconnus.

Et l'on a décrit, dit Leredde, parmi les accidents cutanés consécutifs aux névrites d'origine externe : l'œdème et la rougeur de la peau, les sueurs, l'abaissement thermique, des pseudo-phlegmons, l'épaississement et l'induration de la peau, l'état ichtyosique, des troubles de la pigmentation, des lésions pilaires et unguéales, des érythèmes, le syndrome du glossyskin, l'eczéma, très exceptionnel, des éruptions zostériformes pemphigoïdes, le mal perforant, l'ecthyma, le furoncle. » Dans cette longue liste on ne voit pas figurer la papulo-squame du psoriasis. Tout au plus, si l'on a vu, à la suite de plaies nerveuses, l'épiderme s'épaissir, se transformer en petites écailles ou s'éliminer sous forme de lamelles furfuracées. Donc, on peut dire que les irritations, les inflammations et particulièrement les sections nerveuses ne sauraient être considérées comme les causes directes du psoriasis.

Besnier et Bourdillon ont vu des psoriasis consécutifs à des névralgies sciatiques. Le malade de Thibierge a une sciatique datant de 23 ans. Chez lui, la sensibilité de la peau est conservée sous ses différentes formes, le membre inférieur gauche cependant est peut-être un peu moins sensible ; il y a une adipose notable du tissu cellulaire sous-cutané du membre inférieur gauche, mais il ne semble pas y avoir d'atrophie musculaire du membre. Dirons-nous que l'affection du nerf a provoqué à elle seule la lésion cutanée psoriasique ? On peut très bien regarder la sciatique comme cause favorisante du psoriasis, non comme sa cause directe. Fournier, d'ailleurs, lors de la publication de l'observation de Thibierge était d'avis que le psoriasis est localisé sur les territoires correspondant à des nerfs plus ou moins altérés, sans qu'il y ait à conclure à l'origine nerveuse du psoriasis ; il a vu des syphilides se développer sur un membre antérieurement atteint de phlébite : ce qu'une veine malade fait pour la syphilis, les altérations nerveuses peuvent le faire pour le psoriasis.

Concernant les dermatomères rhizomériques, Sherrington a fait en 1892 des recherches expérimentales confirmées au moyen de la méthode anatomo-pathologique par W. Thornburn en 1893 et Starr en 1894. Il a établi les faits suivants :

1° Les champs cutanés des racines postérieures ne correspondent pas aux champs de distribution des nerfs périphériques.

2° Bien que, dans tous les plans, chaque racine postérieure donne des fibres à plusieurs troncs nerveux, la distribution cutanée de chaque racine est composée non de taches isolées, mais d'une zone continue.

3° Chaque zone radiculaire est recouverte en partie par la zone voisine placée au-dessus et par celle placée au-dessous, de telle sorte que tout département nerveux est innervé par deux racines.

5° La topographie des champs radiculaires n'est pas absolument fixe; elle est un peu variable chez les différents individus, et ces variations correspondent à des variations dans la constitution des racines et dans le groupement de leurs fibres constitutives.

Commentant son observation unique jusqu'ici, Hallopeau, qui dans l'hypothèse d'une trophonévrose, assignerait à l'éruption de sa malade une origine métamérique, dit que l'interprétation la plus vraisemblable de son cas est que, sous l'influence d'un trouble d'origine embryonnaire, le territoire affecté présente dans sa nutrition une altération qui en fait un terrain favorable au développement du psoriasis. Donc pour lui, l'anomalie nerveuse serait la cause prédisposante, non la cause directe du psoriasis.

Head en 1893-1894 s'est attaché à montrer que les lésions viscérales du foie, du cœur, du poumon, etc., s'accompagnent de zones hyperesthésiques qui occupent sur le tégument des situations variables suivant les organes lésés, mais assez fixe pour chaque organe. La distribution de ces hyperesthésies est fort différente de celle des nerfs; elle correspondrait soit aux champs d'innervation des racines, soit à celui des segments médullaires d'où ces racines émanent.

A ce genre de faits se rattache l'observation de

Rebreyend et Lombard, au cours d'une spléno-pneumonie, leur patient présente une éruption zostériforme. « Nous disons zostériforme, disent les auteurs, et non zona proprement dit, car un grand nombre de caractères autant positifs que négatifs s'écartent très sensiblement de la description classique. Brocq en signalant ces formes chroniques et prolongées du zona croît pouvoir les rattacher à des troubles trophiques plutôt qu'à du zona vrai..... L'intérêt principal de l'observation, réside dans le fait du développement sur une éruption zostériforme en voie de cicatrisation de squames reproduisant par tous leurs caractères le psoriasis dont le malade est atteint... Bourdillon en 1888 a décrit des arthropathies, des phénomènes nerveux, a noté des névralgies, un pas de plus, il arrivait au zona. » Et, pouvons-nous dire, Rebreyend et Lombard n'eussent pas fait de difficultés pour faire un second pas et arriver au psoriasis. Malheureusement la doctrine qu'ils ont à l'esprit, mal fondée sur une base fragile, tombe, et l'opinion la plus vraisemblable est que chez leur malade, psoriasique invétéré, le psoriasis s'est greffé sur un zona survenu à l'occasion d'une spléno-pneumonie.

Quant aux dermatomères myélomériques, leur étude est à peine ébauchée. Jourdanet dans son observation raisonne par exclusion : « Ces courbes parallèles ayant pour centre le moignon de l'épaule ne peuvent relever ni des troncs nerveux, ni des racines ; ne s'agit-il pas d'une lésion médullaire directe ? » Aussi, sommes-nous d'avis d'attendre les progrès de la pathologie nerveuse, pour donner aux cas de ce genre leur juste valeur, de quelque nature qu'elle soit.

D'après ce qui précède, on voit nettement la fragilité d'une théorie pathogénique du psoriasis basée sur l'action des nerfs trophiques, dont on ignore d'ailleurs complètement le rôle: « Qu'est-ce qu'un nerf trophique? dit M. le professeur MORAT. La réponse est délicate car il faudrait savoir ce qu'est la nutrition et on est loin de s'entendre sur la définition de celle-ci... Ce que sont que les nerfs trophiques? Mais simplement des nerfs fonctionnels comme tous ceux qui vont aux organes, seulement pour la peau, ce qui nous manque, c'est de pouvoir dire quelle est la fonction particulière à laquelle ils président, car les fonctions de la peau, il faut bien l'avouer, nous sont parfaitement inconnues. »

Théorie vaso-motrice. — La section, l'irritation de certains filets nerveux peuvent engendrer des accidents dus à la dilatation et la contraction vasculaires. Cl. Bernard l'a démontré dans sa mémorable découverte des effets de la section du sympathique chez le lapin. Des troubles vaso-moteurs persistants engendreraient le psoriasis. Les partisans de cette doctrine dont les principaux sont Polotebnoff et Kuznitzky, n'ont pas observé de lésions anatomiques des nerfs dans les cas qu'ils citent. Pour eux, *des altérations dynamiques, fonctionnelles des centres nerveux*, un état d'irritation chronique des centres spinaux donneraient naissance à des troubles vaso-moteurs, partant à la papulo-squame psoriasique.

Kuznitzky, dans l'important travail où il tente de prouver que la théorie parasitaire est insoutenable *(unhaltbar)*, prétend que l'hyperémie est le premier phénomène dans la genèse de l'efflorescence psoriasique ; cette hypérémie n'est pas de nature inflammatoire, ni parésique, elle ne résulte pas non plus d'une stase passive, mais elle est due à un processus d'éréthisme vasculaire *(augioeretischer Vorgang)*. Il y a des cas dans lesquels le psoriasis a débuté après une stimulation mécanique du point affecté (voir le cas de psoriasis unilatéral qu'il rapporte). On peut prétendre avec la plus grande vraisemblance, que l'apparition du psoriasis peut dépendre d'un traumatisme quelconque qui atteint un territoire vasculaire correspondant à un centre spinal en état d'irritation chronique. La tendance à l'irritation peut être héréditaire ou acquise. Il est vraisemblable que la lésion est purement fonctionnelle; il se peut cependant que dans l'avenir, nous aurons la connaissance de lésions existantes du côté de la moelle, des centres vaso-moteurs spinaux.

L'opinion de Kuznitzky est identique à celle qu'émettait Testut dans sa thèse de 1876, sur les affections symétriques de la peau. Pour toute critique, nous nous contenterons de répéter le reproche que Bazin adressait à ce dernier : « Quelle que soit la cause immédiate de la symétrie (nous ajouterons : de l'unilatéralité) ; quelque explication physiologique que l'on veuille en donner, sa valeur séméiotique reste toujours la même; mais on a voulu, à l'occasion de cette symétrie sortir de la physiologie pour entrer sur le domaine de la pathologie et, dès lors, on a fait fausse route. C'est ce qui est arrivé à M. Léo Testut, ex-premier interne de l'hôpital Saint-André de Bordeaux. »

Faits cliniques. — Est-il bien vrai que les faits

cliniques abondent pour prouver la nature nerveuse du psoriasis ?

Les psoriasiques, dit-on tout d'abord, ont un tempérament nerveux, ce sont des membres de la famille névropathique. Leurs ascendants ou eux-mêmes ont présenté des phénomènes neurasthéniques, hystériques, de folie, d'affections cérébrales ou spinales.

Les malades de Polotebnoff sont des nerveux héréditaires ou acquis.

Bourdillon enregistre chez tous ses malades des antécédents nerveux. Or, dit Chambard, « sur 600 aliénés que renferme notre service de Ville-Evrard, nous en connaissons une demi-douzaine atteints de l'affection qui nous occupe. Dans les asiles d'aliénés, où nous sommes à même d'observer le psoriasis, il est assez fréquent, mais pas plus que dans toute autre collectivité d'individus ».

Nielsen fait aussi remarquer qu'il n'y a pas lieu d'insister sur l'hérédité nerveuse chez les psoriasiques.

Enfin, prenons des exemples dans les observations que nous connaissons déjà :

La malade d'Hallopeau et Gasne est orpheline ; pas d'antécédents. Pour le patient de Rebreyend et Lombard, on ne trouve chez aucun membre de la famille d'antécédents rhumatismaux ni névropathiques. Celui de Jourdanet n'a rien dans ses antécédents personnels ; son père est atteint de psoriasis. Enfin Thibierge donne de son observation un résumé que nous avons cité : il s'agit, d'un sujet nerveux, c'est-à-dire pleurant facilement, impressionnable et d'un caractère violent, issu de parents neveux. Or, si on se rapporte à l'observation complète, on trouve : « Le malade appartient à une famille de sujets à tendance nerveuse, quoiqu'aucun de ses parents n'ait eu de manifestations hystériques ou de lésions orgaganiques du système nerveux. »

Kuznitzky, pour avoir des renseignements détaillés, fait une enquête personnelle auprès de la famille de son malade. Le père et la sœur du malade n'ont rien d'anormal. La mère est une femme extrêmement nerveuse ; aussi, lorsqu'elle se trouve sur le passage d'un enterrement d'une personne, même inconnue, elle ressent un sentiment d'angoisse qui l'oblige à s'asseoir. Les yeux sont mobiles, elle ne peut fixer le médecin et quand celui-ci l'interroge, ses yeux se remplissent de larmes. Elle raconte de son fils qu'il a eu des convulsions violentes et fréquentes à l'époque de la dentition et qu'environ depuis un an, il est lunatique. En somme, d'après Kuznitzky, Karl D... est un nerveux, bien qu'il ait l'allure d'un homme bien portant. D'ailleurs, qui n'a pas eu l'occasion d'observer parmi ses amis ou connaissances, des gens forts, vigoureux, florissants, qui sortaient de leurs gonds quand ils entendaient le tic-tac d'une pendule ou la chute monotone d'une goutte d'eau tombant d'une conduite non fermée? Nous partageons cet avis, mais nous croyons aussi que quand un homme bien portant est énervé par la chute cadencée et monotone d'une goutte d'eau tombant lentement d'une conduite non fermée, cet homme prospère se dirige vers la conduite, la ferme et n'a pas le lendemain une éruption de psoriasis reconnaissant comme cause directe l'agacement de la veille. Kuznitzky recherche ainsi avec la plus grande sagacité le nervosisme chez ses malades ; il dit de plus que l'hérédité du psoriasis doit être recherchée dans l'hérédité de l'irritabilité spéciale des sujets.

Une éruption de psoriasis se fait parfois de suite, quelquefois plusieurs jours après une émotion, une frayeur, une colère, un choc moral (Leloir, Thibierge, etc.). Et alors, ou la dermatose est antérieure au choc nerveux et celui-ci n'a pu agir qu'à titre de cause occasionnelle, ou la dermatose est postérieure au choc, et on peut encore se demander si celui-ci est bien la caues directe.

La symétrie des lésions chez un malade atteint d'afections cutanées, n'est pas un argument en faveur de l'origine nerveuse de cette affection. « Quand on voit, disent Bernay et Piery, invoquer la symétrie des lésions dans les cas d'impétigo du cuir chevelu en faveur d'une pathogénie nerveuse du psoriasis, il est permis de concevoir de la défiance d'un semblable argument présenté en faveur de la théorie nerveuse du psoriasis. » « De fait, toute dermatose généralisée tend à la symétrie. Qu'il s'agisse d'une dermatose toxique comme la plupart des érythèmes ou due à une infection superficielle du tégument, cette dermatose, en s'étendant, tend à affecter des régions symétriques de la peau, régions identiques dans leur structure, dans leurs fonctions en l'état d'équilibre anatomique et physiologique du tégument (Leredde). C'est ce que Bazin appelait la « sympathie des parties similaires ». D'après Besnier, la plus symétrique des affections de la peau est certainement la gale. Les localisations des efflorescences psoriasiques aux deux coudes, aux deux genoux, s'expliquent, comme nous le verrons, par « l'action des causes », comme dit Bazin.

La situation des placards sur le trajet de certains nerfs, a été donné comme preuve d'un pathogénie nerveuse du psoriasis. Elle a été observée jusqu'ici trois fois sur des milliers de cas de psoriasis ; en outre, il existait dans ces cas, sur d'autres points du corps, des efflorescences. On ne peut donc conclure à l'identité de nature entre le psoriasis et le zona dont les lésions se distribuent constamment sur des trajets nerveux. Il est plus vraisemblable d'admettre que des troubles d'origine nerveuse modifient parfois la circulation, les sécrétions dans certaines régions limitées de la peau, de telle façon qu'ils favorisent en ces endroits le développement d'un parasite.

Quant aux troubles de la sensibilité chez les psoriasiques, Rendu a montré que, sur les placards quelque peu étendus, les sensibilités tactiles et thermiques sont émoussées, avec persistance de la sensibilité à la douleur. Il a noté un certain degré d'analgésie dans les formes circinées et trouvé la sensibilité intacte dans les cas de psoriasis guttata.

Bernay et Piery, dans des examens nombreux, ne trouvent aucun trouble à moins que de s'adresser à des placards particulièrement volumineux et épais constituant un obstacle mécanique à l'excitation des terminaisons sensitives de la peau. Thibierge, chez son malade, trouve la sensibilité des diverses régions de la peau conservée sous ses différents modes, bien que le membre inférieur gauche atteint de sciatique depuis vingt-trois ans soit peut-être un peu moins sensible. Hallopeau s'assure que, chez sa petite patiente, partout la sensibilité est intégralement conservée dans tous ses modes ; l'exploration thermométrique montre que la température des parties affectées ne dépasse pas celle des parties symétriques.

Chez le malade de Rebreyend et Lombard atteint d'un psoriasis greffé sur un zona, la recherche de la sensibilité à la piqûre et au contact, montre au niveau des grandes taches cicatricielles et dans leur voisinage des zones irrégulièrement distribuées d'anesthésie et d'hyperesthésie. L'excitation cutanée déterminée par cette recherche provoque, dans les environs, des zones rouges, allongées horizontalement et persistant un certain temps. Ces troubles sont évidemment liés au zona dont souffre le malade.

Polotebnoff, dit Nielsen, dans deux cas trouvé de l'analgésie, mais chez des alcooliques ; dans l'un, le phénomène dura un jour ; dans l'autre, il se maintint réellement sur quelques plaques isolées et sur la peau saine environnant ces plaques ; les recherches électriques donnèrent des résultats changeants.

On comprend facilement que, chez des alcooliques, des hystériques, il sera facile de trouver les troubles de la sensibilité les plus divers.

Il existe des psoriasis prurigineux : « Interrogez, dit Hardy, les malades qui sont actuellement dans nos salles et il n'en est pas un qui ne vous dise qu'il a ou qu'il a eu des démangeaisons. » D'autre part, Arnozan (*dict. Dechambre*, art. Dermalgie) : « Dans le psoriasis, pas d'autre sensation subjective que la démangeaison et lorsque, après avoir enlevé les squames, on arrive jusqu'à excorier le corps papillaire, on fait peu souffrir le malade, preuve évidente que le terrain n'est pas préparé pour la douleur. » Or, si le prurit peut s'expliquer par la présence d'agents toxiques (poisons de l'organisme) au niveau de la peau, « il n'existe probablement, dit Besnier, aucun prurit qui puisse être rapporté à un trouble immatériel de l'innervation, à une névrose pure, à une névrodermie [1]. »

Enfin, il y a des psoriasis douloureux où l'on a observé des douleurs intercostales, rachidiennes, dans les membres inférieurs, affectant parfois le caractère de douleurs fulgurantes, de l'exagération des réflexes tendineux, de la trépidation épileptoïde, du développement exagéré des poils, des troubles de la sécrétion sudorale, des dysonychotrophies. Il y a aussi des atrophies psoriasiques. Tous ces phénomènes ont été décrits par Besnier et son élève Bourdillon à propos des arthropathies psoriasiques.

Nous avons cité les conclusions de la thèse de Bourdillon : les arthropathies psoriasiques sont d'origine trophoneurétique. Kuznitzky est aussi d'avis qu'elles ne relèvent ni du rhumatisme ni de la goutte.

Or, notre maître M. le professeur Teissier et M. le professeur agrégé Roque [2] ont distingué dans les rhumatismes chroniques :

[1] J. Tessier et G. Roque, Rhumatisme chronique (*Traité de médecine et de thérapeutique de Brouardel, Gilbert et Girode*, t. III, p. 468.

[2] Besnier, Sur la question du prurigo (*Ann. de dermat.*, 1896, p. 883).

1° Le rhumatisme chronique déformant ;

2° Le rhumatisme chronique d'origine rhumatismale ;

3° Le rhumatisme goutteux ou arthritique.

Le rhumatisme du premier groupe est d'origine trophonévrotique, mais là ne s'arrête pas son étiologie. « C'est très probablement dans le cryptogame qui engendre les moisissures des murailles qu'est l'agent pathogène de la maladie ; et le rhumatisme chronique progressif, qui nous était apparu comme une trophonévrose, se montre à nous comme une trophonévrose de nature infectieuse. C'est dans ce sens, croyons nous, que devra s'exercer dorénavant la sagacité des expérimentateurs et des cliniciens. »

Ne pourra-t-on pas un jour ranger aussi dans ce groupe les arthropathies de Bourdillon, d'autant plus que Besnier dit dans son récent article du *Traité thérapeutique* de Robin : « L'observation poursuivie au cours de longues années de psoriasiques suivis jusqu'au terme de leur existence, en nous permettant d'étudier attentivement le développement des formes graves, irritables, malignes, de relever les coïncidences et les alternances morbides, de voir évoluer les myalgies, les névralgies, les arthropathies, conduit inévitablement à considérer comme certains les rapports du psoriasis avec un état pathologique du système nerveux. Depuis l'avènement de l'époque bactérienne, cet état pathologique ne peut plus être considéré comme essentiel, il semble devoir être relié aux névrotoxinies. »

La doctrine nerveuse perd aussi son plus ferme appui.

Critique de la doctrine de la prédisposition cutanée.

La théorie de la prédisposition cutanée, telle que l'entendent ses partisans, est une doctrine purement métaphysique.

Pour nous, la prédisposition de la peau a un rôle incontestable dans la genèse du psoriasis, mais elle n'est pas la cause directe de celui-ci. Elle consiste en un état particulier de la peau favorisant la greffe de l'agent pathogène du psoriasis. En quoi consiste cet état particulier? Nous ne pouvons le savoir encore, car nous ignorons à l'heure actuelle ce qu'est la nutrition de la peau. Mais il ne faut pas perdre de vue que la nutrition de l'organisme de la peau est en rapport avec la nutrition de l'organisme tout entier. Si nous empruntons, en la modifiant un peu, une comparaison à Charrin, nous dirons: « Les médecins qui rechercheraient les troubles de nutrition de la peau seulement dans la peau elle même, ressembleraient à ces botanistes qui, voyant un chêne malade dans son écorce, rechercheraient uniquement l'affection de l'écorce, sans se préoccuper de l'arbre lui-même. »

CHAPITRE III

EXPOSÉ DE LA THÉORIE PARASITAIRE

En 1863, WERTHEIM annonce que le germe subtil producteur du psoriasis vient de tomber entre ses mains (AQUARONE). Il avait trouvé dans les urines des psoriasiques rendues depuis quelques jours un grand nombre de champignons appartenant à l'espèce *Penicillium glaucum.* Persuadé que ces mucédinées ne pouvaient provenir que de l'organisme de ses malades, WERTHEIM, afin de prouver que le penicillium est bien l'agent spécifique du psoriasis, injecta, dans la veine crurale de plusieurs chiens, une émulsion filtrée de penicillium. Il observa, dit-il, des plaques en tout semblables à celles du psoriasis, plaques qu'il attribua à l'obstruction des capillaires de la peau par les germes injectés. L'athmosphère, d'après l'auteur allemand, serait rempli d'organismes qui n'attendent que le moment de se développer sur un terrain convenable.

En 1878, POOR dit avoir retrouvé dans l'urine des psoriasiques le *Penicillium glaucum.*

LANG, dans un premier travail qui date de 1878, était déjà enclin à considérer les squames psoriasiques comme l'œuvre d'un champignon. Il avait eu l'idée de rapprocher le psoriasis des maladies cutanées produites par différents dermatomyces : le *pityriasis versicolor* le *favus*, l'*herpes tonsurans*. Croyant donner une base certaine à son opinion, il décrivit, en 1880, dans les efflorescences du psoriasis, un champignon auquel il donna le nom d'*Epidermophyton*, et qu'il considéra comme spécifique de la maladie.

Quand on examine au microscope, après les avoir traitées par une solution alcaline à 5 pour 100 des écailles brillantes provenant autant que possible d'une éruption récente de psoriasis, on observe des spores sous forme de petits corpuscules ronds ou ovales, 6 à 8 μ de diamètre, reconnaissables à ce fait qu'elles présentent un double contour, que leur contenu protoplasmique incolore brille avec éclat et ne paraît granuleux qu'à un très fort grossissement. Certains de ces corpuscules présentent des excroissances — qui parfois paraissent s'en détacher.— On voit aussi des filaments d'un diamètre de 6 à 8 μ, d'une longueur de 9 à 27 μ et plus.

Eklund de Stockholm, en 1883, décèle un parasite qu'il appelle le *Lopocolla repens* (λεπος, écaille ; κολλα, colle) et il en donne une description détaillée : « Ce sont les parois des capillaires qui représentent le point de départ de la dermatomycose si fidèlement décrite par Lang. On voit très exactement que les filaments de champignons lisses et transparents (dont le diamètre, qui est partout le même chez un même individu, varie entre 5 et 8 μ et au delà), se comportent principalement de trois manières : ou bien ils se montrent isolés dans les quatre différentes couches du réseau de Malpighi, ou bien ils forment des réseaux reliés entre eux et marchant le long des mailles fortement serrées des parois des vaisseaux capillaires, ou enfin ils se ramifient sous forme de faisceaux dans et entre les cellules du réseau de Malpighi...

Les micrococcus de ces filaments parasitaires se présentent en général sous deux aspects, ou bien ils sont réunis en gros pelotons faciles à reconnaître, situés dans le voisinage immédiat des filaments : ou bien ils se montrent sous forme de spores, isolés, ronds, brillants, hyalins, tranchant très nettement sur leur entourage, extraordinairement gros (1 μ) tenant aux parois des vaisseaux. Lorsque les filaments de champignons nagent librement dans la solution de potasse caustique, ils sont ordinairement très longs atteignant (27 μ) en plus, étendus tout droits ou légèrement courbés, simples ou fendus en deux ; dans le premier cas, souvent l'extrémité supérieure du filament est pourvue d'un bouton en forme de poire.

Eklund démontre ensuite qu'il n'a pu confondre le champignon avec les éléments anatomiques normaux de la peau : fibres élastiques, tissu cellulaire, nerfs. Enfin, au moyen de cultures avec des écailles de psoriasis ensemencées dans des milieux qu'il donne seulement comme une solution stérilisée et convenablement mélangée d'eau et de liquide végétal recommandé par Dahl, portées à 37 degrés centigrades, il voit au bout de vingt-quatre heures les filaments se développer et présenter rapidement des spores endogènes.

Filaments et spores réunissent les deux éléments de production du psoriasis : irritation et agglutination.

Dans l'air et dans l'eau, Eklund a trouvé des filaments ressemblant beaucoup au *Lepocolla repens;* celui-ci pourrait donc facilement se déposer sur la peau ou même pénétrer par la voie pulmonaire.

Schultz, en 1883, décrit à son tour un microorganisme très superficiel.

Wolff, en 1884, dans un mémoire présenté au Congrès de Copenhague après avoir longtemps cherché les parasites de Lang, déclare qu'il le rencontre dans tous les cas qu'il examine. Ils sont d'autant plus nombreux que les poussées de la maladie présentent un caractère plus aigu. Ce ne sont pas des produits accidentels, on ne peut même pas les regarder comme analogues à de la myéline, ainsi que le croyaient quelques auteurs. Les résultats des recherches de Wolff sont presque complètement identiques à ceux de Lang ; le parasite est constitué par des filaments de mycélium et des spores en massue qui se détachent peu à peu en spores arrondies, ovalaires ou piriformes, apparaissant souvent en proportions considérables ; on le trouve dans les couches les plus profondes de l'épiderme, par conséquent non dans les points où elles peuvent arriver le plus facilement de l'extérieur.

Beissel (1885) fait des recherches en employant les procédés de culture les plus récents. Il isole par des cultures les différents microorganismes qui siègent dans les plaques du psoriasis. Il trouve : le *Bacillus subtilis*, l'*Aspergillus*, le *Penicillium*, une autre espèce de mucédinées *(mucorart)*, le *Botrytis vulgaris*, le *Melisora varians*, enfin, un champignon à mycélium qu'il tient pour identique à l'*Epidermophyton* de Lang.

Cultivé sur de la gélatine à la peptone de viande, le mycellims, dans son entier, forme d'abord un blanc gazon, puis des masses jaunes qui paraissent blanches sur le bord de la culture. Ce qui le différencie du champignon de l'herpès qui a avec lui certains points de ressemblance, c'est qu'il liquéfie bien plus lentement la gélatine.

De Matei (1887) pense que l'agent du psoriasis serait non plus un champignon, mais un microcoque.

C'est dans cette voie que les recherches contemporaines semblent s'être engagées. Unna qui veut faire rentrer le psoriasis dans le domaine confus de son eczéma séborrhéique parle du morocoque : « Unna, dit Besnier, dans le *Traité de Thérapeutique* de Robin, que nous venons d'interroger au moment où nous écrivons ces lignes, trouve le morocoque dans les cas de psoriasis à évolution progressive, mais en si petite quantité qu'on ne le démontre que dans les cultures de squames ou dans les squames conservées sur gélose pendant vingt-quatre heures, souvent en cultures pures identiques à celles que l'on obtient avec les squames des eczémas très secs. La bactériologie n'est pas en mesure d'établir la ligne de démarcation entre le psoriasis et l'eczéma. »

On tente des inoculations du psoriasis à l'homme.

En 1882, Müller reconnaît au microscope la présence du parasite de Lang dans des squames qu'il inocule à un psoriasique à un endroit sain. Aux endroits inoculés apparaissent des plaques de psoriasis.

En 1886, Beissel isole le champignon de Lang et fait une tentative d'inoculation sur lui-même. « Il n'obtint, dit-il, un résultat qu'avec le susdit champignon ; après quelques heures, il se produisit à l'endroit inoculé une rougeur intense et une sensation brûlante. Ensuite, autour du point d'inoculation, apparut une petite auréole rougeâtre, et ronde comme une petite pièce de monnaie, auréole sur laquelle s'installa une très nette desquamation de l'épiderme. Tout demeura ainsi sans interruption et sans changement pendant six semaines. Puis apparurent des excroissances savonneuses qui disparurent sans laisser de traces.

Beissel ne conclut pas que l'affection ainsi provoquée par son champignon est le psoriasis ; cependant, il voit dans ce champignon la cause de l'irritation cutanée produite ; or, ce champignon est identique à celui que Lang a décrit comme agent du psoriasis.

En 1889, Destot, à l'instigation de son maître, M. le professeur Augagneur, s'inocule avec succès le psoriasis ; nous rapportons intégralement le fait :

Observation. — D..., vingt-cinq ans, pas d'antécédents héréditaires ; père mort à soixante-huit ans, d'un cancer de la vésicule biliaire ; mère, cinquante-quatre ans, hémiplégique depuis 1881, mais n'ayant présenté ni l'un ni l'autre d'affections cutanées. Pas de frères ni de sœurs. Antécédents personnels : rougeole en bas âge. Février 1886, pleurésie à la suite d'une autopsie de tuberculose, ayant guéri en un mois, mais ayant nécessité un séjour en Afrique. Août 1888, quelques vésicules d'herpès génital sans conséquences. Le 9 mai 1889, à 5 heures du soir, mon collègue, M. Cuilleret me fit, sur ma demande, des scarifications sur le bras droit à l'empreinte deltoïdienne, après lavage à l'éther, y inséra une plaque ferme et complète de psoriasis détachée du bras d'un enfant et développée sur une pustule vaccinale ; écailles épidermiques, pellicule psoriarique, un peu de sang et de lymphe, tout y fut compris. Un carré de diachylon fixa le tout jusqu'au lendemain à deux heures de l'après-midi. Les coudes et les genoux, scrupuleusement examinés, ne présentaient ni la moindre papule, ni la moindre écaille épidermique. Le 11 mai, sur le coude gauche apparaissent des papules sans caractère défini. Le point inoculé est cicatrisé et sain. Le 16 mai, squames furfuracées, recouvrant les papules. Celles du coude gauche sont plus nettes et plus nombreuses. Étant gaucher, la chose peut s'expliquer facilement. Les jours suivants, les plaques prennent de plus en plus l'aspect et le caractère de plaques psoriasiques, et le 25 mai elles étaient déjà nettement caractérisées. Le 29 mai, je me présentai à la Société des sciences médicales de Lyon et le diagnostic fut confirmé.

Le 8 juin, il existe sur le coude gauche cinq plaques recouvertes de squames micacées brillantes et quelques papules en voie d'évolution; à droite, trois plaques et quelques papules. Le grattage détermine l'apparition d'un piqueté hémorragique très fin. Légères démangeaisons, surtout la nuit. Rien aux genoux[1].

Le 26 juin 1895, à la Société des sciences médicales de Lyon, Destot rappelle et complète quelques points de l'observation personnelle d'inoculation de psoriasis qu'il a présentée autrefois à la Société. Il s'est inoculé cette affection au moyen d'une plaque de psoriasis provenant d'un enfant chez qui la vaccination avait amené une exacerbation de la poussée cutanée. Quatre jours après, il a vu apparaître une plaque du côté opposé au bras inoculé. Le psoriasis dura six mois et s'accrut par suite du traitement par l'arsenic. Chaque année, depuis cette époque, il présente une poussée discrète au mois de mai.

Lassar, en 1885, présente à la Société de médecine de Berlin trois lapins atteints de psoriasis à la suite de

[1] *Province médicale*, 1889, n° 23.

frictions répétées avec des squames prises sur un soldat réformé pour psoriasis.

Tommasoli et Beissel, en 1886, reprennent ces expériences : ils cherchent leurs éléments d'inoculation tantôt sur des hommes, tantôt sur les animaux en expérience ; ils injectent des squames de psoriasis délayées dans une solution de chlorure de sodium dans les veines et le péritoine des lapins ; ils frictionnent des lapins préalablement rasés, avec de la lymphe sanguinolente prise sur des plaques de psoriasis mises à nu. Ils voient alors se développer une affection qui, cliniquement, ressemble au psoriasis, et qui se développe plus vite quand la matière d'inoculation provient de l'animal.

De Matei, en 1887, aurait reproduit par inoculation de squames le psoriasis sur la crête d'un coq.

Mapother, en 1890, aurait de la même façon fait apparaître chez des lapins des efflorescences psoriasiques.

Cependant, Behrend conteste le diagnostic de Lassar devant la Société de médecine de Berlin : pour lui, les lapins sont plutôt atteints d'*herpès tonsurans ;* ce serait le tricophyton qu'auraient inoculé les frictions répétées. Les animaux sont, en effet, atteints d'une affection cutanée caractérisée par la formation de plaques rouges, au niveau desquelles les poils tombent, la peau s'épaissit, se parchemine se desquame abondamment. Or, chez l'homme, le psoriasis du cuir chevelu ne cause pas la chute des cheveux.

En 1887, au Congrès médical de Pavie, Ducray rapporte une série d'expériences faites sur des chiens, des cobayes, des lapins, en même temps que sur quelques malades en traitement à l'hôpital de Naples pour des affections diverses; il s'est servi pour les inoculations de la méthode épidermique, endermique, hypodermique; enfin, chez les animaux seulement, des injections intra-péritonéales et intra-trachéales.

Il conclut que le psoriasis n'est pas une maladie transmissible par contagion chez l'homme et chez les animaux; que les différentes sortes de parasites rencontrés par quelques observateurs sur les squames psoriasiques sont communs à d'autres affections et ne doivent pas être considérés comme la cause de cette dermatose.

Majocchi et Pick partagent l'opinion de Ducray; ils ont tous deux rencontré l'épidermophyton dans plusieurs affections squameuses.

Le psoriasis existe-t-il chez les grands animaux?

Höring (1056), Hafner (1856), Tenholdt (1888) prétendent avoir observé des cas de psoriasis contractés par l'homme par contact avec les bêtes à cornes. Kuznitsky rapporte en entier leurs observations, nous traduisons la plus récente, celle de Tenholdt.

Observation. — Les cas avaient, dans le district, atteint quatre personnes, qui s'étaient occupées, comme j'ai pu le constater, de soigner un troupeau de vaches porteurs de dartres écailleuses. Ces bêtes avaient été amenées de Hollande, et l'on considérait seulement leur changement de nourriture comme cause de leur maladie de peau. La maladie consistait en taches arrondies, variant de la grandeur d'une pièce de 50 pfennig à celle d'une pièce de 1 mark, éparpillées de préférence sur le dos, le cou, la tête des bêtes atteintes. Elles étaient formées par une masse sèche, blanche, écailleuse, furfuracée, parsemée de poils embrouillés; après l'ablation de cette croûte épaisse et presque globuleuse, le derme apparaissait rouge, sombre, dépouillé mais peu humide. L'état général des animaux était peu ou même absolument pas altéré. Mais c'était évidemment là une maladie transmissible des vaches entre elles, car ce n'était que peu à peu que tout le troupeau avait été atteint et, d'autre part, peu de bêtes étaient indemnes. Je n'ai pu éclaircir quel nom les vétérinaires donnaient à cette maladie, quoique j'en ai parlé sérieusement avec l'un d'eux. Peut-être s'agit-il de l'affection décrite par Spinola (*Pathologie und Therapie der Thierkrankheit*, 1857) sous le nom d'*herpes squamosus*, maladie qui survient chez les chiens, les chevaux, se localisant chez ces derniers, au début principalement, dans la crinière. Ces mêmes lésions apparurent chez les personnes en question après qu'elles eurent débarrassé les bêtes malades de leurs squames; bref, elles s'étaient manifestées avec intensité par l'attouchement des lésions des animaux, s'étaient localisées surtout sur les avant-bras et le visage, et n'étaient point autre chose que ce qui a été décrit sous le nom de psoriasis. Si les écailles n'étaient pas aussi épaisses que chez les animaux, il est facile de l'expliquer par les différences de peau, notamment l'absence chez l'homme de poils serrés. La marche et la ténacité des lésions étaient tout à fait en rapport avec le psoriasis. Au début, on vit des écailles petites comme des lentilles ou des points furfuracés, puis des lésions de la largeur de la paume de la main, régulièrement arrondies; l'épiderme était recouvert d'écailles épaisses et sèches et, en bordure, on trouvait une vive rougeur, de la chaleur.

Le psoriasis est-il une maladie des animaux domestiques?

Si l'on en croit Vignal, ni le psoriasis, ni aucune éruption psoriasiforme ne sont décrits dans les traités spéciaux de médecine vétérinaire, et M. Leclerc, vétérinaire, inspecteur des viandes et préparateur du vaccin à Lyon, a déclaré au Dr Rioblanc qu'il n'avait jamais observé, soit aux abattoirs, soit au laboratoire du bureaux d'hygiène, une éruption rappelant le psoriasis.

D'autre part, au dire de Nielsen, plusieurs vétérinaires modernes, comme le professeur Bang, Friedberger, Fröhner veulent ne l'avoir jamais observé chez les animaux.

Cependant, dans le *Traité de pathologie interne des animaux domestiques* de Cadéac, paru en 1899, nous trouvons un chapitre réservé au psoriasis : maladie catérisée par l'épaississement de la peau, la congestion du derme, la rougeur du tégument quand l'épiderme n'offre pas de pigmentation, et par le développement de squames lamelleuses ou de croûtes blanchâtres épaisses et adhérentes.

Comme nombre de dermatologistes tiennent le psoriasis de l'homme pour une affection parasitaire, le psoriasis du cheval, de l'âne, du mulet ne serait peut-être pas d'une nature différente, ce qui permettrait d'expliquer la fréquence du psoriasis chez les cochers (Eklund).

Cadéac distingue : le psoriasis des extrémités, le psoriasis gyrata, le psoriasis circiné.

Le psoriasis des extrémités, le plus important de tous, ne ressemble en rien au psoriasis de l'homme ; il y a des crevasses, des fissures aux plis de flexion, des exsudations séreuses, sanguinolentes, des bourgeons charnus etc.

Le psoriasis circiné, dont deux cas seulement ont été décrits par Mégnin et par Perrussel, paraît être de l'herpès tonsurans ou tricophytique.

Plus intéressante est l'observation rapportée par Mégnin en 1876.

Observation. — « La maladie, au lieu de s'étendre suivant les rayons qui émanent du point d'origine vers une circonférence qui irait sans cesse en s'agrandissant, gagne au contraire dans une seule direction et, formant des traînées minces, affecte dans son développement la forme de la ligne au lieu de celle de la surface, elle reçoit de cette singulière configuration le nom de gyrata » (Hardy). C'est en tenant compte des caractères précis que Mégnin a cru reconnaître cette forme de psoriasis chez deux chevaux de luxe :

Chez l'un, l'affection formait une traînée verticale à la base de l'encolure à droite ; chez l'autre, la traînée, aussi verticale, s'étendait sur la fesse gauche ; chacune de ces traînées avait de 3 à 4 décimètres de long, présentait des renflements fusiformes et même des interruptions, et avait l'aspect d'une traînée de plâtre tombée accidentellement sur le cheval. La croûte qui formait ces traînées avait, dans certains points, jusqu'à 2 à 4 millimètres d'épaisseur ; elle était entièrement composée de pellicules épidermiques stratifiées, et l'examen microscopique que nous avons fait de ces pellicules nous a donné la raison de cet aspect blanc et nacré ; en effet, les cellules dont la réunion constituait les pellicules étaient granuleuses et un peu opaques ; l'acide acétique les rendait transparentes, après effervescence et dégagement de nombreuses bulles gazeuses, ce qui prouve qu'elles étaient imprégnées de carbonate calcaire.

A la question de savoir si le psoriasis est une affection commune à l'homme et aux animaux, on peut rattacher celle du psoriasis vaccinal.

Nous réserverons le nom de psoriasis vaccinal aux cas où le psoriasis apparaît à l'occasion de la vaccination chez un sujet jusque-là indemne de psoriasis.

Gaskoin, en 1875, dans six cas, a vu le psoriasis

commencer au lieu d'inoculation pendant la guérison des pustules vaccinales.

CAMPBELL, en 1877, mentionne le cas d'un malade où le fait paraît avoir été le même.

ROBINSON, en 1882, rapporte à l'American dermatological Association, un fait analogue.

Enfin, nous allons reproduire les diverses observations publiées :

Observation. — *Psoriasis vulgaire consécutif à une vaccination* (KLAMANN, *Jahrbuch f. Kinderheilkunde,* 1879, p. 371, (in thèse de VIGNAL).

Henriette S..., âgée de douze ans, fut vaccinée en mai 1878 avec du vaccin recueilli sur le bras d'une autre enfant, Marie E..., du même âge. Les pustules évoluèrent normalement. L'état général de l'enfant ne fut point troublé; mais, à la période de dessiccation des pustules vaccinales, elle présenta sur l'arcade sourcilière gauche des squames furfuracées.

Peu à peu, de pareilles plaques apparurent sur la tête, puis se généralisèrent à tout le corps. Quand nous vîmes la malade, la peau était comme parsemée de plaques de la dimension d'un pfennig; ces squames étaient surtout abondantes sur la face et le cuir chevelu. Au niveau des points d'inoculation du vaccin étaient des plaques de psoriasis qui ne se distinguaient des précédentes que par une couleur plus rouge. L'état général s'altéra avec le développement de l'éruption. Les ganglions lymphatiques s'engorgèrent, l'appétit diminua, au teint frais et rose succéda un teint pâle. L'enfant se ressentit beaucoup de cette éruption de psoriasis, sa figure était décomposée et ses cheveux tombèrent. Traitement : bains salés, sirop d'iodure de fer, frictions d'huile de foie de morue. Il se fit une amélioration progressive. Bien que la couleur des plaques et que l'absence de squames à la paume des mains et à la plante des pieds fissent rejeter l'hypothèse de contagion syphilitique, nous nous crûmes neanmoins autorisés à faire des recherches dans la famille de Marie E... Ces recherches furent négatives : ni Marie E..., ni ses sœurs n'offraient la moindre trace de syphilis ou d'affection cutanée, et il n'existait point d'antécédents héréditaires ni personnels. De même, dans la famille de l'enfant malade, aucune maladie spécifique, aucune maladie de la peau ne fut observée. Avec la même lymphe, plusieurs autres enfants furent vaccinés; or, chez eux, les pustules vaccinales évoluèrent normalement, sans la moindre complication, et aucune trace d'éruption psoriasique ou autre ne se manifesta. Probablement, ce cas de psoriasis vaccinal est dû au défaut de soins et à la malpropreté à l'entour de la pustule, qui avait été grattée. On remarque assez souvent l'existence d'une couche épaisse de graisse sur les pustules grattées, ce qui est une source de toutes les infections possibles, mais la responsabilité du médecin vaccinateur ne peut être incriminée.

Observation. — *Psoriasis aigu généralisé, développé après la vaccination.* (Dr Georges Rohé, *Journal of cutaneous and venereal diseases*, octobre 1882, *in* thèse Vignal).

J,-W, C..., âgé de vingt-huit ans, docteur en médecine; pas d'antécédents, sauf une légère lymphangite et une pneumonie catarrhale. Il est surmené par le travail et la clientèle; pas de maladie cutanée, ni chez lui, ni dans sa famille; il n'a jamais eu de manifestation bien nette de rhumatisme ou de goutte. Vacciné en janvier 1882 avec du vaccin de génisse; éruption vaccinale non caractéristique. Huit à neuf jours après l'inoculation, le point piqué devint le siège de vives démangeaisons, de rougeurs, et se couvrit de squames blanches qui, détachées, se reproduisirent rapidement Quelques jours après, apparurent sur les bras et sur les cuisses de nombreuses papules rouges, couvertes de squames et prurigineuses. L'éruption s'étendit rapidement et les taches s'élargirent, plutôt par extension excentrique de l'éruption primitive que par la réunion de papules nouvelles. La base des élevures était rouge, infiltrée; les écailles blanches, très abondantes. Le 10 février, l'éruption couvre tout le corps et consiste en lésions psoriasiques caractéristiques, avec prédominance aux lieux d'élection, coudes et genoux. La paume des mains et la plante des pieds sont exemptes d'éruption. Sur la face, on ne remarque point de squames, mais seulement des papules rouges et des élevures. Les démangeaisons sont très intenses et causent l'insomnie. Perte d'appétit, fièvre légère et lassitude. Après traitement, l'éruption s'améliore, puis disparaît au bout de trois semaines. Des taches brunes, pigmentées persistent pendant trois mois.

Observation. — *Cas de psoriasis survenant après la vaccination* (Dr PIFFARD, *Journal of cut. and ven. dis.*, janvier 1883, *in* thèse Vignal).

M. H..., jeune fille de dix-neuf ans, examinée en novembre 1882. Elle raconte qu'en décembre 1881, elle avait été vaccinée avec du vaccin de génisse ; comme l'éruption vaccinale n'apparaissait point, elle est revaccinée huit jours après, également avec du vaccin de génisse. Nouvel insuccès, mais elle voit se développer à l'endroit des piqûres une plaque rouge, squameuse, un peu surélevée, semblable, dit-elle, aux taches qui apparurent ensuite sur le reste du corps. Quelques semaines plus tard, en effet, apparurent sur les différentes parties du corps de petites papules qui débutèrent par la face dorsale des mains. L'irruption persista tout l'hiver et diminua l'été. Actuellement, on observe une magnifique éruption de psoriasis, disséminée sur les bras, les jambes et les hanches. La malade avait été vaccinée dans son enfance et revaccinée sans accident. Elle avait eu autrefois la chorée. Bon état général. A signaler une certaine irrégularité dans les règles, qui apparaissent toutes les trois semaines et sont douloureuses. Elle se nourrit surtout de viande, mais en petite quantité. Traitement : régime végétarien. Arsenic à l'intérieur.

Observations. — *Deux cas de psoriasis après vaccination*, Dr Thomas WOOD. (*Journal of cut.*, mars 1886, *in* thèse Vignal.)

Deux sœurs âgées, l'une de huit, l'autre de onze ans, n'ont jamais eu de traces de psoriasis, mais elles ont un frère atteint de cette affection. Au printemps 1882, elles se font, comme leur frère, vacciner à l'aide de vaccin de génisse; elles sont atteintes d'une éruption de psoriasis qui persiste chez elles depuis près d'un an.

Observation. — Dans la discussion qui s'engage après la communication du Dr Georges Rohé à la Société de dermatologie de New-York, le Dr Hyde cite le fait d'une jeune fille jusque-là exempte de toute affection cutanée, et qui, à la suite de la vaccination, a vu évoluer une éruption de psoriasis caractéristique. C'est le seul cas de ce genre, sur plus de 500 sujets vaccinés par le même médecin (*in* thèse Vignal).

Observation. — *Garçon de cinq ans et demi revacciné avec du vaccin animal. — Psoriasis consécutif, d'abord localisé aux lieux d'inoculation, puis généralisé* (observation de Chambard, *Annales de dermatologie,* 1885, p. 199).

B... Jules, assez bel enfant de cinq ans et demi, a été vacciné une première fois à seize mois, et porte à chaque bras trois cicatrices caractéristiques, ses parents ont toujours joui d'une bonne santé, et lui-même n'a jamais eu, dit sa mère, « le moindre bouton ». A la fin de mars 1884, une épidémie de variole, assez légère d'abord, sévissant à Lyon, l'enfant est revacciné par une mesure générale, avec tous les élèves des écoles maternelles. On lui fait, au bras gauche, trois scarifications superficielles au sein desquelles on dépose une parcelle de notre électuaire vaccinal, dont l'activité et la sûreté sont aujourd'hui comparables à celles du meilleur vaccin humain. Le troisième jour de l'inoculation, Jules est pris de phénomènes généraux : courbature, fièvre, soif, anorexie, etc., assez intenses pour que ses parents croient, un moment, à l'invasion de la variole. En même temps surviennent au bras gauche et exactement sur les points scarifiés, trois boutons rouges tellement prurigineux qu'il est impossible d'empêcher l'enfant de les gratter et de les mettre en sang. Le même jour, des boutons semblables se montrent sur le bras droit, et pendant les quatre ou cinq jours suivants, l'éruption envahit successivement les membres inférieurs, le tronc, puis enfin le bras gauche par lequel elle avait débuté. Les éléments éruptifs se sont d'abord montrés sous forme de boutons pleins et secs, ne renfermant ni pus ni sérosité et très prurigineux, qui se couvrirent de squames au bout de cinq à six jours ; ils furent donc d'abord papuleux, puis papulo-squameux, et n'affectèrent à aucune période de leur évolution les types vésiculeux et pustuleux. Huit jours après la vaccination, l'enfant nous est amené à l'Hôtel de police municipale, et nous constatons ce qui suit : son état général est satisfaisant, bien qu'il paraisse un peu pâle et que son appétit ne soit pas encore entièrement revenu. L'éruption, très apparente, se compose de papules arrondies, de la dimension de la tête d'une très petite épingle (*psoriasis punctata)*, à celle de 1 centime (*psoriasis guttata*) recouvertes de de squames assez minces, mais sèches et nacrées comme les squames psoriasiques typiques. En les arrachant, on met à nu une surface d'un rouge jaunâtre ou cuivré, et l'on détermine de petites hémorragies punctiformes. Ces papules sont maintenant aprurigineuses, et depuis plusieurs jours l'enfant a cessé de se gratter. Presque généralisée, mais discrète, l'éruption occupe les membres et le tronc : elle fait entièrement défaut au cuir chevelu ainsi qu'aux régions palmaire ou plantaire des mains et des pieds.

Le bras gauche présente au niveau de l'empreinte deltoïdienne trois larges papules, confondues en partie par leurs bords, et disposées en triangle comme les plaies d'inoculation dont elles occupent exactement la place. La face postérieure des bras et des avant-bras, la face antérieure des cuisses et des jambes, la face dorsale du tronc, sont parsemées de papules plus petites, les unes isolées, les autres réunies en groupes composés chacun d'un petit nombre d'éléments éruptifs. Il existe encore une ou deux papules sur la poitrine et l'on en trouve une qui semble être en voie de disparition sur la tempe droite. Sur notre conseil, le petit malade fut amené le lendemain à la clinique dermo-syphiligraphique de l'Antiquaille, où notre maître, M. le professeur Gailleton, l'examina avec intérêt et confirma notre diagnostic. Jules B... fut admis dans le service de M. Cordier, alors chargé de la division des scrofuleux ; notre départ de Lyon nous empêcha, malheureusement, de l'observer plus longtemps.

Observation résumée en partie. — (Rioblanc. Sur un cas de psoriasis vaccinal, *Annales de dermatologie*, 1895.)

Camille C..., 22 ans, soldat au 96e de ligne, entre à l'hôpital militaire Desgenettes, le 28 mai 1895, dans le service de M. le médecin-major Rioblanc. Dans ses antécédents héréditaires : mère morte après avoir toussé pendant dix ans : père alcoolique. Ni l'un ni l'autre n'ont jamais eu d'affections cutanées, nerveuses, ni d'accidents rhumatismaux. Quatre frères, trois bien portants; un âgé de trente-deux ans, interné dans un asile d'aliénés. Une sœur âgée de dix ans a été atteinte d'eczéma impétigineux.

Dans les antécédents personnels du malade : à l'âge de quatorze ans, éruption sur les membres, de « dartres sèches » dont le malade ne peut préciser le caractère, mais qu'il croit différentes de son éruption actuelle. En 1892, rhumatisme polyarticulaire subaigu. Peu de temps après, blennorragie et orchite. En 1895, otite légère à la suite d'une angine. Robuste et bien constitué, C... exerce la profession de boulanger; il est alcoolique. Incorporé au 96e, le 13 novembre 1894, il fut vacciné le 21. Il ne présentait alors aucune lésion cutanée.

Six piqûres, trois à chaque bras, donnèrent six pustules de vaccine légitime, avec une légère réaction générale ; mais, au bout de quinze jours, C... constatait que les croûtes qui recouvraient les pustules vaccinales ne se détachaient pas et qu'elles se reproduisaient quand elles étaient enlevées par le grattage. Peu de temps après apparurent sur les jambes de petites papules analogues à celles des bras, couvertes de squames nacrées et s'étendant excentriquement. Puis d'autres se montrèrent sur les avant-bras et le thorax. Pendant cette évolution, le malade n'a éprouvé aucun phénomène général.

Actuellement, C... présente sur les bras, au niveau de l'empreinte deltoïdienne, trois plaques disposées en triangle comme le sont ordinairement les pustules vaccinales. Des éléments semblables se montrent à la face antérieure du bras gauche, au niveau de l'appendice xiphoïde, au niveau du coude droit, aux membres inférieurs. C'est un *psoriasis guttata* typique.

Etat général excellent. Aucun trouble de la sensibilité. Aucune déformation articulaire. Pas de stigmates d'hystérie. Pas d'affection du système nerveux. A noter qu'avant le début de l'affection le malade n'a eu aucune émotion. Traitement à la liqueur de Fowler, à l'huile de cade. Guérison le 20.

Vignal, qui rapporte toutes ces observations dans sa thèse de 1897, conclut que le psoriasis vaccinal ne saurait être considéré comme un argument en faveur de la théorie parasitaire du psoriasis. Dans les quelques observations que nous possédions, l'hypothèse d'une transmission parasitaire est absolument inadmissible; elle est des plus improbables dans les autres. La vaccine ne jouerait dans l'apparition de la dermatose qu'un rôle d'agent provocateur. Elle évoquerait un psoriasis en puissance chez un sujet prédisposé. La nature de la prédisposition semblerait consister en un trouble trophique, une altération de la sécrétion de l'éléidine, développée soit sous l'influence d'une lésion nerveuse, soit sous l'influence de l'arthritisme considéré comme un ralentissement de la nutrition.

Puis, différents auteurs rapportent des cas de contagion possible ou réelle du psoriasis.

Anderson (1865) cite le cas d'un de ses malades chez

qui survint un psoriasis, après plusieurs années de vie commune avec une épouse psoriasique.

Unna, au Congrès de Copenhague en 1884, rapporte le fait suivant : une femme psoriasique entre comme domestique dans une famille et transmet un véritable psoriasis à trois enfants qu'elle est chargée de soigner.

Hammer (1886) traite ensemble pour un psoriasis commencé depuis peu le père et la fille ; la mère et la sœur souffraient depuis longtemps de la même affection.

Notre maître, M. le professeur Augagneur, en 1887, rapporte le fait d'un teinturier, âgé de quarante-deux ans, et atteint d'une dermite professionnelle soignée à l'Antiquaille. Le malade fut couché pendant son traitement entre deux individus atteints de psoriasis confluent ; un psoriasis se greffa sur sa dermite.

Aubert (1889) a eu connaissance de deux cas de contagion entre conjoints : le mari étant psoriasique, la femme le devint.

Beissel (1889), cité par Nielsen, a vu un cas où deux frères présentèrent une première atteinte de psoriasis après un voyage fait en commnn ; un autre où le psoriasis débuta chez deux cousines après avoir dormi dans le même lit. Ces cas, ajoute Nielsen, ne sont pas très significatifs en raison de la parenté des patients ; en outre, le grand-père des deux cousines avait du psoriasis.

Nielsen (1892), dans sa clientèle privée, a observé un cas semblable à celui de Unna, mais il ne s'agissait que d'un enfant. Il a vu aussi une malade présenter une première atteinte de psoriasis des membres inférieurs après avoir fait usage de bas ayant appartenu à une personne psoriasique.

ZARTHMANN (1893) relate une observation très complète.

Observation I. — Cordonnier de trente-trois ans; date le début de sa maladie d'une blessure faite au poignet droit en 1885, par un éclat de verre, laquelle blessure fut traitée à l'iodoforme. Sous le traitement, il se formait une éruption de points rouges sur le bras droit, qui ne semble avoir présenté aucune ressemblance avec le psoriasis et a disparu en peu de temps. Un an plus tard, première éruption de psoriasis sur les jambes.

Observation II. — Cordonnier de trente-trois ans, avait été observé plusieurs fois depuis 1886, à l'asile des ouvriers sans travail, dans l'infirmerie spéciale pour diverses affections. A partir de l'année 1890, il n'a passé que quatre mois en dehors de l'asile. Il n'avait jamais présenté aucune trace de psoriasis. Renvoyé de l'asile le 18 février 1893, il travailla au même atelier que le n° 1, dont il partagea le lit pendant sept semaines. Au bout des trois premières semaines, il remarqua le début d'une maladie cutanée, psoriasis des plus typiques sur la surface antérieure du thorax, et qui se propagea plus tard sur la presque totalité du tronc.

MÉNEAU (1896) signale un cas de contagion apparente de psoriasis chez deux sœurs. L'une avait du psoriasis des coudes, des genoux et du cuir chevelu, l'éruption restant discrète sur les autres parties du corps. La sœur a présenté, six mois après, du psoriasis limité au cuir chevelu. Elles s'étaient servies du même peigne.

Enfin, nous citerons les observations de deux malades, dues à l'obligeance de notre maître, M. le professeur AUGAGNEUR.

Observation I. — F. J..., quarante-trois ans. Marchand ambulant. Entré dans le service le 13 décembre 1897.

Le malade a été déjà traité pour son psoriasis, il y a dix ans, à l'Antiquaille. Il n'a jamais eu la syphilis. Ses parents ne présentaient aucune manifestation arthritique, ni aucune maladie de peau. C'est à l'âge de quinze ans que son affection a débuté. L'étiologie semble nettement contagieuse; le malade coucha pendant six mois avec un jeune homme atteint de la même affection, et déjà, au bout de deux mois, l'affection s'était déclarée. La localisation primitive fut au creux épigastrique, au coude et au genou, avec des caractères morphologiques analogues à ceux que l'on rencontre actuellement. La poussée fut arrêtée au bout de quatre ou cinq mois, à la suite d'un traitement (frictions) dont on ne peut déterminer la nature. A ce moment l'éruption avait un peu envahi la tête. Depuis cette poussée (survenue à quinze ans) jusqu'à trente-trois ans, date de la seconde poussée, le malade n'eut que quelques boutons disséminés, survenant et disparaissant spontanément, de préférence à l'automne.

A trente-trois ans nouvelle poussée, surtout localisée aux jambes, à la face, dans les cheveux. Traitée à la clinique, elle fut complètement guérie en deux ou trois mois. Il y a un mois, éruption encore plus généralisée; elle se manifeste surtout au creux épigastrique, aux coudes, aux genoux, aux membres inférieurs, dans les cheveux. Pas de troubles de l'état général. Le malade sort guéri le 3 février 1898.

Observation II. — Léon L..., trente-huit ans, plâtrier. Entre à l'hôpital le 17 décembre 1895.

Pas d'antécédents héréditaires, nerveux ou rhumatismaux; père mort à soixante-neuf ans, d'une bronchite, mère morte à quarante-sept ans d'un retour d'âge; n'ont jamais eu, ni l'un ni l'autre d'affection cutanée. Frère et sœur bien portants.

Rien dans les antécédents du malade. Alcoolisme.

Le malade entre à l'hôpital pour une affection cutanée dont il fait remonter l'origine à dix ou onze mois environ. A cette époque il fréquentait assidûment une femme avec laquelle il eut de nombreux rapports sexuels pendant trois mois; pendant ce temps, il s'aperçut au niveau de la rainure balano-préputiale d'une petite plaque écailleuse qui s'entoura peu à peu d'un certain nombre d'autres, et qui fut suivie, à des délais plus ou moins longs, d'une généralisation de la lésion : au bout de quinze jours à la face dorsale du fourreau, puis à la racine de la verge.

Un mois après, sur les cuisses, la face antérieure des genoux et les jambes, un peu plus tard, aux mains, aux coudes, à la fesse et dans le cuir chevelu. Le malade avait très bien remarqué d'ailleurs que la femme qu'il fréquentait offrait les mêmes lésions aux avant-bras, aux cuisses et aux genoux; lésions cutanées, affirme-t-il, ayant exactement les caractères de celles qu'il présente lui-même aujourd'hui. A l'entrée, les papules squameuses caractéristiques sont disséminées sur tout le corps avec prédominance aux genoux (région rotulienne) et aux deux jambes (face antérieure). On en observe encore sur la verge, vers l'ombilic, aux fesses et dans le dos.

A ces différents points, elles ne dépassent pas les dimensions de la forme *guttata*, tandis qu'aux membres supérieurs, particulièrement dans la région olécranienne, on observe des placards confluents. Quelques plaques, enfin, dans la barbe et le cuir chevelu. En tous ces points, d'ailleurs, la papulo-squame offre, par le grattage, la rosée sanguine caractéristique. Un peu de prurit, surtout nocturne, le grattage ayant même amené des ulcérations aujourd'hui recouvertes de croûtes jaunâtres au niveau de l'avant-bras droit. Bonne santé générale.

La femme qui avait communiqué le psoriasis au malade a été vue le 24 décembre dans le service ; elle présente une forme absolument généralisée de l'affection : psoriasis typique à maximum au niveau des coudes et des genoux.

Le malade sort guéri le 11 février 1896. Il est revenu dans le service à différentes reprises pour de nouvelles éruptions : le 3 février 1897, le 26 janvier 1898, le 1er décembre 1898.

Notons enfin, que NEISSER, en 1894, apporte des arguments cliniques en faveur de la théorie parasitaire, et rappelle ceux que Lang avait déjà signalés en 1880.

Bernay et Piery publient, en 1896, un article sur la pathogénie du psoriasis et concluent à la nature parasitaire de l'affection.

Munro, en 1898, fait un travail intéressant sur l'histopathologie du psoriasis.

CHAPITRE IV

DISCUSSION DE LA THÉORIE PARASITAIRE

Quand on veut prouver qu'une maladie est de nature infectieuse, il faut, comme l'a montré Pasteur, constater le parasite dans les tissus malades, l'isoler par des cultures, l'insérer dans un organisme de même espèce que l'organisme malade d'où il a été tiré et reproduire la maladie.

Or, il ne semble que le *Penicillium glaucum*, l'*Epidermophyton*, le *Lepocolla repens*, soient l'un ou l'autre **l'agent spécifique** du psoriasis.

Les expériences de Wertheim furent défectueuses, car elles ne démontrent pas que le Penicillium ne peut pas apparaître dans l'urine des individus sains ; le résultat des injections n'est pas sûr, car celles-ci ont été faites à une époque où l'on n'était rien moins que renseigné sur les inoculations bactériennes, et Wertheim dit avoir employé des cultures filtrées, il est improbable que le filtre ait laissé passer les mucédinées mises en cause. Et depuis Wertheim et Poor, personne n'a plus songé à faire du Penicillium l'agent pathogène du psoriasis.

L'*Epidermophyton* ou le *Lepocolla repens* semble

avoir vécu. Wolff l'a retrouvé dans toutes ses préparations. Balzer a confirmé sa présence : « Il va sans dire que nous avons immédiatement vérifié le fait énoncé par Ed. Lang, de la présence d'éléments parasitaires dans la couche pellucide de cellules aplaties qui sépare la plaque psoriasique proprement dite du magma corné accumulé à la surface. Or ce fait est exact, notre collaborateur et ami Balzer en a aisément fait la preuve, à notre demande, dans notre laboratoire (Besnier et Doyon).

Mais Ricken recherche l'hyphomycète de Lang dans de vieilles et récentes efflorescences et ne le retrouve pas. Bienstock n'est pas plus heureux dans ses cultures que dans ses préparations microscopiques. Gothe ne retrouve pas le parasite, il dit que Nicolaïer dans ses recherches n'a eu qu'un résultat négatif. Ries, enfin, soutient que le champignon de Lang n'est qu'un produit artificiel *(Kunstpilz)*.

En somme, il semble que le microorganisme de Lang-Eklund ne soit qu'un hôte plus ou moins accidentel de la peau normale, ou qui trouve peut-être dans l'élément papulo-squameux du psoriasis un terrain particulièrement favorable à son développement (Bernay et Piery).

Remlinger étudie les microbes de la peau humaine, il trouve que le chiffre le moins élevé des microbes abandonnés par un homme dans son bain est de 85 millions, le chiffre le plus fort de 1.212.000.000. Les microbes s'infiltrent dans toute l'épaisseur de la peau, aussi bien dans les parties superficielles que dans les parties profondes. La flore cutanée, à l'état normal, est riche en espèces extraordinairement variées, non pathogènes et pathogènes, décrites sous différents noms par Bizzozero, Bordoni, Uffreduzzi, Damman, Quinquaud, Remlinger. L'histoire bactériologique des maladies cutanées les plus répandues montre que les microbes de la peau arrivent bien souvent à en imposer pour l'agent causal de la maladie ; pendant longtemps, on a décrit le Microsporon minutissimum comme cause de l'érytrasma. Puis les recherches de Bizzozero, de Balzer, de Dubreuilh ont montré que ce Microsporon n'était qu'un parasite banal de la peau humaine. Le streptocoque, qui a été décrit par Ch. Leroux et Daum comme l'agent pathogène de l'impetigo, ne semble pas mériter plus de créance. Tous les microbes décrits jusqu'ici dans l'acné, le psoriasis, les diverses formes d'eczéma, la séborrhée, les pemphigus, semblent devoir rentrer dans la même catégorie. L'étude bactériologique des affections cutanées, qui serait extrêmement simple si la peau normale ne décelait pas de microbes, est, comme on le voit, hérissée de difficultés.

Enfin, d'après l'enseignement de nos maîtres de l'Antiquaille, le Lepocolla a définitivement vécu, mais il faut cependant rechercher la vérité dans la théorie parasitaire.

Si l'inoculation de Müller, de Beissel, ne sont pas probantes, l'inoculation de Destot a réussi : quatre jours après l'insertion de plaques psoriasiques provenant d'un enfant chez qui la vaccination avait amené une exacerbation de la poussée cutanée, il a vu apparaître une plaque de psoriasis, nettement reconnue pour telle par Aubert, ex-chirurgien en chef de l'Antiquaille, au coude du côté opposé au bras inoculé.

La question d'**inoculation aux animaux** est secondaire, car en pathologie cutanée il est téméraire de conclure de l'animal à l'homme. On ne peut comparer la peau humaine à la peau d'un lapin, d'un chien, au revêtement de la crête d'un coq.

On connaît les expériences contradictoires de Ducrey. D'autre part, « MM. Lassar et Tommasoli, disent Bernay et Piery, ont bien voulu nous communiquer spécialement et directement quelques détails complémentaires ; ils reconnaissent tous deux que l'affection qu'ils avaient produite était discutable et sans véritable importance. Elle disparaît rapidement (Lassar) et se rencontre même, ajoute Tommasoli, très souvent chez le lapin, sans qu'on l'ait provoquée par aucune inoculation ; elle doit donc être attribuée aux mauvaises conditions hygiéniques où vivaient les animaux en expérience.

Le psoriasis existe-t-il chez les animaux ? Jusqu'à présent, il n'est pas permis de le prétendre. Dans l'observation de Tenholdt il s'agit vraisemblablement d'*herpès tonsurans*. L'éruption qu'a observée Megnin chez deux chevaux de luxe ressemble bien au psoriasis véritable. On peut espérer qu'un jour les vétérinaires apporteront leur concours à cette étude d'une façon aussi efficace qu'ils l'ont fait pour d'autres maladies bactériennes, car leur attention est attirée sur le psoriasis, maladie parasitaire ; mais il leur sera extrêmement difficile de mener à bonne fin leurs observations dans ce sens. L'influence irritante exercée par la poussière, la boue, les saletés recueillies dans des écuries malpropres, sur des routes poudreuses, rendront difficile, souvent impossible, de poser un diagnostic ferme de psoriasis chez les animaux.

Les malades chez qui on a observé du **psoriasis vaccinal**, sauf celle de Klamann, ont été vaccinés avec du vaccin de génisse. S'il est extrêmement douteux que le psoriasis existe chez les bêtes à cornes, il est inutile de remonter à l'animal vaccinifère pour chercher la source de l'inoculation du vaccin. D'autre part, Sacquépée, dans son étude sur la flore bactérienne du vaccin (mixture vaccinale glycérinée) dit : « Nous sommes convaincu, sans pouvoir l'affirmer, qu'en aucun cas le vaccin n'est primitivement pathogène pour l'homme. Au point de vue pratique ce peut être presque une certitude, car aucun homme conscient ne voudrait employer pour la vaccination humaine, le vaccin des bêtes malades. »

M. le médecin-major Rioblanc a fait la critique du cas de psoriasis vaccinal qu'il a publié, mais son observation ne semble pas être un cas de psoriasis vaccinal vrai : l'éruption de dartres sèches que son malade avait présenté dans l'enfance pourrait bien constituer une première atteinte de psoriasis fruste séparée par un intervalle de plusieurs années de la seconde qui a été déterminée par la vaccination. Notre maître M. le professeur Augagneur a observé plusieurs cas analogues : en 1889, il a présenté à la Société des sciences médicales de Lyon deux enfants psoriasiques, chez qui il a vu l'éruption vaccinale se transformer en larges plaques de psoriasis. Sur six enfants psoriasiques revaccinés, quatre ont présenté cette transformation, et ce sont les sujets chez qui la vaccination fut positive. Ce ne fut que cinq semaines après celle-ci que se développa le psoriasis.

En somme, la vaccine semble faire à l'organisme un terrain favorable au développement de l'agent pathogène du psoriasis ; la piqûre inoculatrice lancerait dans la circulation cet agent, qui siège peut-être dans les couches profondes de l'épiderme.

Les cas de **contagion** sont acquis. D'une façon générale, on peut dire que la contagion n'est pas tout ; le transport d'un agent pathogène d'un individu à un autre ne suffit pas, il y a autre chose : c'est un état particulier de l'organisme, la prédisposition, en un mot. En effet, dans la grande majorité des cas, la transmission contagieuse ne présente rien de fatal ; elle peut ne pas se produire, bien que toutes les conditions extérieures qui la produisent habituellement se soient trouvées réunies. Pourquoi, parmi un certain nombre de sujets soumis à une même action contagieuse, les uns résistent-ils à cette action, les autres y succombent-ils? Les premiers ont une immunité naturelle ou acquise, temporaire ou définitive, dont l'avenir nous apprendra sans doute la nature ; les seconds ne l'ont pas. Ces réflexions qui peuvent être faites pour la rougeole, la scarlatine, la fièvre typhoïde, on peut dire presque toutes les maladies contagieuses, peuvent être aussi appliquées aux maladies parasitaires, telles que le psoriasis.

La contagion sera d'autant plus rare que l'agent pathogène de la maladie attaquera moins brutalement l'individu, ce qui semble être le cas du parasite du psoriasis. Et il en est du psoriaris comme du pityriasis versicolor, dont la contagion est rare et dont Köbner et Hublé ont pourtant réalisé l'inoculation.

Parmi les exemples de contagion du psoriasis, nous pensons qu'on peut compter ceux qui ont été mis sur le compte de l'hérédité.

Comment les partisans des diverses doctrines comprennent-ils l'hérédité?

Pour les partisans de la doctrine diathésique, l'hérédité comprend la diathèse elle-même avec sa forme primitive ou sous une autre forme : beaucoup de fils de rhumatisants, de goutteux, d'asthmatiques, de dyspeptiques d'eczémateux deviendraient psoriasiques. Il y aurait transformation de la manifestation diathésique par hérédité : la forme change, le principe morbide reste (Guibout). Les psoriasiques sont des membres de la famille bradytrophique.

Pour les partisans de la théorie nerveuse : les fils d'hystériques, de neurasthéniques, de sujets atteints d'affections cérébrales ou spinales pourraient devenir des psoriasiques, membres de la grande famille névropathique. Pour Kuznitzky, est héréditaire une excitabilité spéciale et extrême du système nerveux capable d'engendrer le psoriasis *(die Vererbung abnormer Reizbarkeit des Centralnervensystems in psoriatischen Familien, das ist das Mangebende)*. On conçoit combien il est facile, en cherchant dans ce sens, de trouver que le psoriasis est héréditaire, et cependant Kuznitzky, qui n'a guère confiance aux statistiques faites dans ce but, cite ironiquement Spammer (1) qui

[1] Spammer, Beobactungen über Erblichkeit, besonders bei

dit : « La recherche de l'hérédité dans les maladies nerveuses donne un pourcentage variant de 4 à 90 pour 100. »

Les statisques des auteurs qui donnent comme psoriasique héréditaire, ou soi-disant tel, le malade qui compte parmi ses ascendants un psoriasique, démontrent-elles l'hérédité d'une façon absolue ? C'est ce que nous allons examiner.

Eklund fait constater que l'hérédité est loin d'être constante.

Greenouch, sur 394 malades, obtient chez 97 des réponses satisfaisantes, et parmi ceux-ci 31 sont nettement des héréditaires.

Kaposi dit qu'il est rare d'observer un psoriasique sans que ses parents ou un membre de sa famille soit ou ait été antérieurement atteint de cette affection. Ses traducteurs (Besnier et Doyon) trouvent que la règle ainsi formulée se trouve souvent en défaut ; la fréquence du psoriasis non héréditaire les a tellement surpris qu'ils ont cru souvent de leur devoir de contrôler les assertions de leurs malades en en faisant comparaître les parents.

Schütz, sur 100 cas de sa pratique privée, note 28 cas d'hérédité.

Polotebnoff note l'hérédité 3 fois sur 64 cas.

Nielsen, qui a cherché avec soin dans les antécédents de ses malades, trouve, sur 306 individus, 218 atteints seuls ; 88 fois (28,8 pour 100) plusieurs membres de la

Psychosen und Neurosen *(Berliner klin. Wochenschrift,* 1881, p. 202).

même famille ont eu la même maladie ; 45 fois il a observé l'hérédité directe, 7 fois l'hérédité collatérale, 32 fois, 2 ou plusieurs frères et sœurs étaient atteints, 4 fois il n'a pu avoir d'explication détaillée.

Gothe, sur 45 cas qui se sont présentés à la clinique de Göttingen de 1875 à 1888, note qu'il a pu croire chez 5 malades à une prédisposition familiale. Dans 3 cas le père, dans 2 cas la sœur, dans 1 cas la fille de ses malades souffraient ensemble de psoriasis. Dans 2 cas, 2 malades étaient sœurs.

Weinbrenner, qui s'occupe sérieusement d'élucider la question de l'hérédité, observe celle-ci 21 fois sur 564 cas. Dans 9 cas le père, dans 4 cas la mère avait eu du psoriasis ; en outre, dans quelques-uns de ces cas plusieurs frères et sœurs étaient atteints de la même affection. Dans 7 cas le psoriasis a été relevé chez les proches. L'hérédité, ajoute Weinbrenner, ne peut être affirmée d'après un si petit nombre d'observations positives ; de plus, il faut tenir compte du degré d'intelligence des malades, des conditions sociales, et savoir aussi que bien souvent les patients mentent au médecin qui les interroge.

Jalkowski note 15 cas d'hérédité sur 105 malades, dans 7, des frères et sœurs étaient atteints en même temps. Dans 8, le père, la mère, le grand-père ou la grand'mère souffraient de la même affection.

Enfin, sur 108 cas soignés dans le service de M. le professeur Augagneur, nous avons relevé 8 cas d'hérédité.

Toutes ces statistiques réunies donnent, sur 1686 cas observés avec soin, 199 cas d'hérédité.

Aussi la doctrine de l'hérédité, généralement acceptée sans contrôle, doit perdre beaucoup du crédit qu'on lui accorde. Aujourd'hui on sait que dans les maladies infectieuses, la contagion se dissimule souvent sous le masque de l'hérédité. Pour affirmer en effet que le psoriasis est héréditaire, il ne suffit pas de constater que plusieurs membres d'une même famille, que deux collatéraux plus ou moins éloignés sont atteints de l'affection.

Quand le psoriasis se manifeste chez l'enfant avant de se montrer chez les parents, comme Nielsen et Cantrell en rapportent des exemples, on ne peut pas dire que le psoriasis est héréditaire. Même dans les cas où la maladie semble s'être transmise des ascendants aux descendants, il n'est pas certain qu'on doive incriminer l'hérédité, car l'enfant qui grandit au contact quotidien de parents psoriasiques, se trouve dans les meilleurs conditions pour contracter le psoriasis par contagion. Il en est de même pour les frères et les sœurs, qui sont continuellement en rapport dans le milieu domestique. L'observation suivante, que nous avons prise dans le service de notre maître, tend à fortifier cette opinion.

Observation. — Marguerite B..., dix-neuf ans, culottière. Entre à l'Antiquaille le 5 janvier 1900. Père mort à cinquante-cinq ans de la variole. Mère morte à cinquante-huit ans d'une affection indéterminée; ni l'un ni l'autre n'ont eu de maladie nerveuse, ni de rhumatisme. La mère a eu douze enfants, dont six sont morts à des âges variés. Il reste à la malade, qui n'a aucune maladie dans ses antécédents personnels et qui a été réglée à treize ans, une sœur et quatre frères. La sœur est bien portante et indemne de psoriasis. Un frère âgé de vingt-neuf ans est atteint de psoriasis depuis l'âge de sept ans. Un autre âgé de vingt-neuf ans, a du psoriasis depuis l'âge de quinze ans. Les deux restants, âgés l'un de trente-trois, l'autre de trente-cinq ans sont indemnes de toute affection cutanée.

Les frères de la malade couchèrent deux par deux dans deux lits jusqu'à l'âge de vingt ans. Il est même arrivé souvent à la malade de coucher avec sa sœur dans le lit de ses deux frères, alors que ceux-ci occupaient le sien, parce que leur chambre était plus chaude. La malade a vu débuter son psoriasis à l'âge de quatorze ans, depuis ce temps, une éruption s'est faite à chaque printemps. Elle a été placée comme servante depuis l'âge de onze ans; elle revenait chaque hiver passer trois mois à la maison paternelle; elle a bien remarqué que ses patrons ne présentaient aucune éruption analogue à la sienne.

Actuellement, elle est atteinte d'un psoriasis en placards généralisé : on note des efflorescences étendues dans les cheveux, sur les deux avant-bras, sous la mamelle droite, sur les deux jambes, sur l'épine de l'omoplate, sur le milieu du dos, dans la région trochanterienne, à l'entrée du conduit auditif externe.

La malade éprouve de vives démangeaisons. Elle est actuellement en traitement.

Des observations nouvelles faites dans le sens de la précédente contribueront à prouver la nature parasitaire du psoriasis. On notera aussi que l'hérédité du psoriasis ne peut exister que comme hérédité de terrain; or, cette hérédité du terrain favorable au développement du psoriasis n'est ni constante, ni fatale : dans une famille, un seul enfant peut être atteint, les autres indemnes. Le fait que tous les enfants des psoriasiques ne deviennent pas psoriasiques n'infirme en rien la théorie infectieuse, il montre seulement que certains enfants d'une même famille naissent avec un terrain prédisposé à la maladie, les autres non.

Donc le rôle de l'hérédité peut être mis en doute, ou du moins il est secondaire. Mais comment doit-il être compris? Nous ne pouvons, dans l'état actuel de la question, admettre l'hérédité de graine, ni la contamination du fœtus, *in utero*, par le parasite du psoriasis passant à travers le placenta. Mais nous pouvons dire que l'enfant reçoit de ses parents un terrain organique particulièrement favorable à la culture du parasite du psoriasis; le psoriasis, sous ce rapport, serait analogue à la tuberculose, où la prédisposition familiale est indéniable.

Disons enfin que dans les cas de psoriasis familiaux on peut placer ceux dans lesquels le psoriasis s'est propagé par contagion entre gens vivant sous le même toit et n'appartenant pas à la même famille (cas de Unna, de Nielsen).

Les parasites ne sont qu'éventuellement pathogènes; « ils le deviennent par occasion, et l'occasion, c'est la perturbation locale ou générale suscitée dans l'organisme par l'une quelconque des influences qui constituent les causes de la maladie[1]. »

Etudions donc à présent l'**étiologie** du psoriasis.

S'il n'est pas permis d'apprécier d'une façon absolue la répartition des maladies microbiennes aux différentes époques de la vie, on ne peut du moins nier que certaines périodes de l'existence prédisposent plus ou moins aux infections. D'une façon générale, l'enfant offre un terrain favorable aux infections. « La jeunesse et l'âge adulte sont des périodes d'activité maxima qui

[1] Jaccoud, de l'Étiologie dans les maladies microbiennes (*Sem. méd.*, 8 nov. 1896).

multiplient les contacts interhumains et accroissent les chances d'infection tenant à la profession, aux excès, aux débilités acquises diverses. » (Girode[1].) Avec l'âge, la vulnérabilité de l'organisme à l'infection diminue. Or, les statistiques suivantes démontrent bien que, pour le psoriasis, rien ne contredit cette manière de voir.

Nielsen, dans 548 cas, vit :

241	fois le psoriasis	commencer	avant	15	ans.
86	—	—	entre	15-20	ans.
123	—	—	—	20-30	—
59	—	—	—	30-40	—
24	—	—	—	40-50	—
11	—	—	—	50-60	—
4	—	—	—	60-70	—

Dans 105 cas de Jalkowsky, le psoriasis débute :

Entre	0-5	5-10	10-15	15-20	ans.
Dans	4	16	17	26	cas.
Entre	20-25	25-30	30-35	35-72	ans.
Dans	19	9	6	6	cas.

Et dans 333 cas de Bader :

Entre	0-5	5-10	10-20	20-30	ans.
Dans	12	13	85	119	cas.
Entre	30-40	40-50	50-60	au-dessus de 60	ans.
Dans	70	22	8	4	cas.

D'autre part, l'homme, par sa vie plus active, est plus exposé que la femme aux infections, ainsi :

[1] Girode, *Etiologie et Pathogénie générales des maladies microbiennes*, in Traité de Brouardel, Gilbert et Girode, t. I, p. 31.

		Hommes		Femmes		Cas
Nielsen	donne	1482	atteints pour	957	sur	2439
Hebra	—	33	—	17	—	50
O. Simon	—	102	—	11	—	113
Veiel	—	29	—	7	—	36
Block	—	137	—	57	—	194
Gothe	—	33	—	26	—	59
Bader	—	287	—	46	—	333
Total. . .		2103		1121		3224

Ce qui donne le rapport : 2/1.

Mais ce sont surtout les différents actes de la vie génitale qui donnent un caractère particulier à la pathologie féminine : la débilitation qu'entraînent la grossesse, la menstruation, la lactation, prépare un terrain très favorable aux infections. On a observé des psoriasis à la suite de couches (Weinbrenner), pendant la lactation (Anderson, Tommasoli), après l'établissement de la menstruation (Gaucher).

La race influe aussi sur les prédispositions, les immunités. On sait que les nègres prennent avec facilité le tétanos, la tuberculose, que la race anglo-saxonne est très sujette aux formes graves de la scarlatine ; de même les juifs auraient une affinité spéciale pour le psoriasis (B. Squirre).

Pour la constitution, on disait autrefois que la fièvre typhoïde, la pneumonie, frappent volontiers les organismes les plus forts. On en a dit autant du psoriasis, qu'on appelle *morbus fortiorum*.

Kuznitzky et d'autres auteurs ont démontré qu'il était inexact de dire que les gens bien portants étaient seuls atteints de psoriasis.

Le système nerveux est le grand régulateur de la nutrition : toutes les causes qui affaiblissent, inhibent ou détruisent son action, facilitent la greffe des agents pathogènes. Ainsi s'expliquent les cas de psoriasis développés à la suite d'émotions, de frayeurs, de névralgies. de troubles de l'innervation vaso-motrice, etc. Nous connaissons déjà la réflexion de Fournier à propos de l'observation de Thibierge. Crocker, dans une étude sur l'étiologie du psoriasis, est obligé de reconnaître que l'influence du système nerveux, dans certains cas, est de produire des troubles vaso-moteurs ou nutritifs, permettant la greffe et le développement d'un agent pathogène.

Nielsen a étudié d'une façon complète les rapports du psoriasis avec les maladies aiguës, chroniques, éruptives. On a vu le psoriasis débuter à la suite de maladies fébriles : typhus, érysipèle, rougeole. Parfois le psoriasis existe chez les phtisiques (Weinbrenner). Cazenave a observé un psoriasis récent localisé sur des pustules de variole. Biart, dans trois cas, a vu le psoriasis commencer (première atteinte, aucune prédisposition héréditaire) pendant l'évolution de la scarlatine, et d'abord aux endroits les derniers atteints. La vaccination, l'immunisation par le sérum, semblent faire de l'organisme un terrain favorable au parasite du psoriasis. Nous avons vu les cas de psoriasis vaccinal. Bader cite une observation intéressante : un phtisique de quarante-quatre ans est atteint de psoriasis léger, soigné avec des injections de tuberculine; le psoriasis se généralise rapidement sur tout le corps.

Mais les microbes n'ont pas seulement pour but de

déterminer la mort des tissus; ils peuvent aussi les affaiblir pour permettre la greffe de leurs congénères; ils peuvent se rencontrer sur un même terrain, où ils s'entr'aident pour la destruction ou se nuisent réciproquement. Et c'est ici que se place la question du psoriasis et de l'*eczéma* séborréique.

Le psoriasis des plis articulaires, qui est un psoriasis atypique, c'est-à-dire dont le siège et l'aspect ne sont pas ceux du psoriasis vulgaire, a été confondu par Unna avec l'eczéma séborréique. Brocq protestait déjà contre cette confusion : « Nous croyons qu'il s'agit de cas de psoriasis développés chez des sujets séborréiques et nous ne pouvons en faire une entité morbide à part sous le nom d'eczéma séborréique. Nous pensons qu'un individu atteint de séborrhée présente en certains points de son tégument des *loci minoris resistentiae*. Il est certain que s'il est en même temps prédisposé à une grande dermatose : eczéma ou psoriasis, les manifestations de cette dermatose se feront aux endroits de moindre résistance. »

Or, d'après les idées les plus récentes, le cadre de l'eczéma séborréique devrait être singulièrement restreint. Celui-ci devrait être regardé comme une infection mixte de la peau, une symbiose de différents microbes (Leredde).

Dès lors ne peut-on pas dire que l'agent du psoriasis évolue simultanément sur un terrain séborréique avec le monocoque de Unna?

D'autre part Mourier, dans sa thèse de 1890, cite neuf observations dues à Augagneur, Neumann, Bazin, Campbell, de psoriasis consécutifs à l'eczéma.

Du Castel voit le psoriasis se développer sur les plaques achromiques de vitiligo.

Les auto-intoxications, en retentissant sur la peau, en font un terrain favorisant pour le développement de l'agent pathogène du psoriasis. « Jamais, dit Bazin, les psoriasiques invétérés ne sont mieux portants que quand ils ont la peau couverte d'écailles. Ce fait trouve son explication dans les faits physiologiques. La peau à l'état normal est auxiliaire du poumon, par le dégagement d'eau et d'acide carbonique qui s'opère à sa surface, auxiliaire du foie par l'excrétion des matières grasses et de la cholestérine, auxiliaire du rein par l'excrétion des acides ; quand elle se couvre d'écailles, ses fonctions n'ont plus lieu que très incomplètement ; le poumon, le foie, le rein sont obligés de se passer de cet auxiliaire et d'exagérer leurs propres fonctions. » Là n'est pas, croyons-nous, la véritable explication ; le poumon, le foie, le rein restent ce qu'ils étaient, c'est-à-dire insuffisants ; la peau est au summum de sa puissance éliminatrice ; les produits incomplètement oxydés qui s'éliminent d'ordinaire en plus grande partie par le rein, sont jetés en masse sur toute l'enveloppe cutanée qui offre alors au parasite du psoriasis ses meilleures conditions d'existence.

Les débilitations diverses : la misère, l'inanition, le surmenage, diminuent la résistance de l'organisme. Aquarone, Bader, ont vu le psoriasis se développer après les fatigues des campagnes de guerre.

Cazenave et Schedel disent que le psoriasis survient assez fréquemment après l'ingestion d'aliments salés, de poissons de mer.

Campana a récemment étudié les rapports du psoriasis et de l'alcoolisme : l'abstention de l'alcool détermine l'amélioration du mal.

Nombreuses sont les observations de psoriasis consécutifs à l'influence du froid, de l'humidité, de la chaleur.

La profession exerce aussi une influence incontestable sur le développement des maladies microbiennes; Fleury donne des observations de psoriasis dues au contact avec des substances pulvérulentes; Eklund signalait la fréquence de la maladie chez les cochers pour démontrer une contagion possible de l'animal à l'homme.

La considération des conditions extérieures : climat, saisons, principaux éléments de l'ancien genre épidémique, a son importance. L'influence des saisons est connue depuis longtemps. D'une façon générale, les maladies infectieuses subissent des exacerbations et des rémittences régulières. Bader remarque que les éruptions de psoriasis peuvent se faire périodiquement. Weinbrenner a été frappé dans deux cas de la marche particulière de la maladie : l'affection, dans l'un, revenait régulièrement au printemps et à l'automne; dans l'autre, les efflorescences revenaient toujours au printemps. Nielsen, sur 56 malades qu'il a observés pendant une longue série d'années, a constaté que les exacerbations se produisaient plus fréquemment au printemps (30 fois dont 12 en même temps à l'automne) et à l'automne (10 fois), plus rarement en été (10 fois) et en hiver (6 fois). Dans toute une série de cas, Jalkowski dit que l'éruption se montrait plus forte pendant les frimas, mais il ajoute que beaucoup de ses malades fréquentent bien plus volontiers sa clinique pendant l'hiver que pendant l'été.

Enfin le rôle du traumatisme est important dans la pathologie infectieuse. Dans le psoriasis il joue aussi un rôle prépondérant.

Köbner a observé des cas où le psoriasis, après une disparition complète de plus d'un an, réapparut à la suite d'excoriations dues à l'équitation ou à la morsure d'un cheval. Frappé de ce fait, il provoqua chez des psoriasiques des égratignures avec la pointe d'une aiguille et fit naître de nouvelles plaques typiques disposées sur le trajet des lignes tracées par l'aiguille. — A son gré, il dessina des figures variées, des lettres de l'alphabet figurées par des plaques psoriasiques.

Nielsen répète les expériences de Köbner et constate que les efflorescences apparaissent aux points traumatisés après un intervalle de quelques jours, généralement huit ou dix. Fait plus intéressant, Köbner avait vu que, même en l'absence de toute éruption psoriasique préexistante. le traumatisme peut, chez certains individus prédisposés, déterminer l'apparition du psoriasis.

Neumann, non seulement sur des individus atteints de psoriasis, mais aussi sur des sujets indemnes de cette affection, constate des efflorescences sur des régions modifiées par une cause quelconque : piqûres de pédiculi, ventouses scarifiées, cols empesés, application prolongée de compresses froides, tatouage (Lassar).

Hallopeau le voit apparaître autour de pointes de

feu, sur le trajet des bretelles, Kopp sous la pelotte d'un bandage herniaire, du Castel sur le trajet des bretelles retenant la hotte d'un porteur des halles.

Nielsen observe des patients atteints de cyphose et constate que les efflorescences sont plus vives sur la voussure déterminée par la déformation vertébrale. Chez un autre malade, le psoriasis est surtout localisé à la région sacrée et sur les proéminences osseuses des deux régions scapulaires. Chez un autre encore, qui reposait sur un seul genou pendant son travail, le psoriasis est surtout localisé à ce genou. Enfin, on a signalé la richesse des efflorescences sur les deux genoux des personnes qui passent leur temps en prière.

Dans l'**histoire de l'affection psoriasique** on peut noter que, comme les maladies infectieuses chroniques, le psoriasis, maladie essentiellement chronique, présente des poussées aiguës successives, où l'on peut distinguer nettement une période d'invasion, d'état, de déclin (Aquarone, Guibout, Chambard). Chambard essaie même, dans la première atteinte du psoriasis, de distinguer une période d'incubation que les dermatologistes arriveront un jour à déterminer quand ils seront pénétrés de la nature infectieuse de la maladie.

La marche de l'éruption cutanée a fait comparer par Lang le psoriasis aux dermatomycoses. De fait « la plupart des parasites, dit M. le professeur Renaut, à l'article Dermatoses du dictionnaire Dechambre, après s'être développés sur un point de la peau, cessent au bout d'un certain temps de trouver sur ce point les conditions nécessaires à leur vitalité. Le centre primitivement envahi, guérit alors ; mais à son pourtour et annulairement, le parasite végète et s'étend. »

Les éléments papulo-squameux du psoriasis se développent de même. D'abord isolés et séparés les uns des autres par des intervalles de peau saine, possédant des contours bien délimités, ils s'agrandissent par leur périphérie et donnent souvent, par leur coalescence, des formes polycycliques. Aussi, selon la forme et l'importance de la plaque psoriasique, les anciens auteurs ont décrit et les auteurs classiques décrivent encore : le *psoriasis punctata*, *guttata*, *nummularis*, *scutata*, *diffusa*, *circinata*, *gyrata*, *diffusa*, appellations qui indiquent les différents moments de l'évolution progressive de la lésion élémentaire du psoriasis.

Notre maître a cotume, dans ses leçons, de nous en montrer la parfaite inutilité. Rien ne sert de passer un temps précieux à décrire les figures bizarres que peuvent simuler les efflorescences psoriasiques.

Dans le psoriasis, les ongles sont souvent atteints, les récidives sont fréquentes, ce sont là deux caractères des dermatomycoses. Lang disait que les muqueuses étaient toujours indemnes, mais Kuznitzky prétend qu'elles peuvent être touchées ; il a observé un psoriasis de la lèvre inférieure, de la muqueuse buccale ; il note la coïncidence du psoriasis sur l'asthme, les affections bronchiques. Sach a vu un psoriasis des conjonctives.

Le début brusque, l'extension rapide, dit Vignal, sont contraires à la doctrine parasitaire. Bien au contraire, la généralisation peut être invoquée en faveur de la théorie. Le microbe est jeté par la circulation sur toute la surface cutanée et la généralisation par la voie sanguine rend aussi compte de la forme arrondie de la lésion élémentaire du psoriasis.

M. le professeur Renaut, par la méthode des injections incomplètes, a étudié la circulation sanguine cutanée : « De petits territoires vasculaires sont commandés par une petite artère profonde dont la distribution forme un cône vasculaire à base arrondie et terminé vers la surface de la peau... Chaque artériole préside à la nutrition d'un segment cutané qui se termine à la surface par une aire limitée par une courbe fermée. Cette disposition donne la clef d'une série de phénomènes. Elle montre d'abord qu'il existe dans la peau des aires au niveau desquelles la distribution du sang présente une activité maxima et qui ne se confondent pas avec leurs voisines. Elles sont seulement reliées à ces dernières par un système d'anastomoses moins facilement perméables que ne le sont les vaisseaux sanguins compris dans l'aire elle-même. Ce sont les *cônes vasculaires* de la peau qui sont de préférence le siège premier des congestions. » Et, ajouterons-nous, ce sont ces congestions, causées peut-être par les toxines fabriquées par le parasite du psoriasis et agissant *in situ*, ou à distance qui déterminent la papulation, cet état morbide congestif de la papille, qui s'étend à la longue aux autres éléments du tissu cutané. Chambard supposait déjà le rôle du système vasculaire quand il disait que l'hérédité peut simplement transmettre le terrain propre à la génération des parasites ou, plus exactement, à la disposition à des hyperémies localisées favorables au développement des nids parasitaires latents qui, selon Wolff, existeraient çà et là dans l'épiderme. Wolff, en effet, faisait remarquer que, sur les dessins provenant des expériences de Köbner, on voit que ce n'est pas sur tout le parcours des lignes, mais seulement çà et là qu'il se forme un point recouvert de squames, comme si l'aiguille rencontrait des foyers préformés accidentellement.

De plus, dans le traitement à la chysarobine, si on frictionne non seulement les parties déjà visiblement malades, mais toute la surface cutanée, on voit en quelques points sur lesquels il n'y avait aucune lésion psoriasique avant le traitement, survenir les mêmes modifications de coloration que sur les parties atteintes. On peut en conclure que dans ces régions les champignons sont déjà disposés dans les couches épidermiques profondes. Wolff est donc disposé à admettre, toutefois sans preuve positive, que chez un psoriasique il y a des points où le champignon réside dans la peau sans que son existence se révèle par des phénomènes objectifs, Si ces régions deviennent le siège d'irritation, l'hyperémie provoque le développement des champignons, qui, à leur tour, produisent les efflorescences psoriasiques.

Besnier est aussi disposé à voir dans la prédisposition cutanée « une parésie constitutionnelle du réseau veineux superficiel, plaçant le stratum corné dans un état de nutrition anormale qui facilite son effraction et son envahissement par un élément caractéristique ».

La symétrie des lésions psoriasiques n'est pas due au système nerveux. Répétons d'abord que toute lésion généralisée tend à la symétrie. En outre la peau des deux coudes et des deux genoux, même chez les sujets normaux, offre un aspect particulier : la peau y est rude, épaisse, elle semble offrir un terrain particulièrement favorable à la germination du parasite du psoriasis. Enfin il est impossible de ne pas noter la richesse vasculaire du pourtour des articulations, l'abondant et complexe réseau sanguin formé par les artères récurrentes au genou et au coude.

Le fait qu'il n'existe pas de fièvre dans le psoriasis ne saurait infirmer sa nature parasitaire. Sans doute la fièvre a longtemps servi de terme générique à nombre de maladies parasitaires qu'on appelait les fièvres, les grandes pyrexies ; mais il s'en faut que fièvre soit synonyme d'infection, car la fièvre peut exister en dehors de l'infection et l'infection en dehors de la fièvre.

L'anatomie pathologique du psoriasis a été faite par de nombreux auteurs, Hébra, Jamieson, Robinson, Brocq, Schütz, Auspitz, Mantegazza. Des opinions rapprochées de Jamieson, de Brocq, d'Auspitz, il résulte, dit Monro, que Jamieson conclut à une hypertrophie totale de tous les étéments de la peau, processus primitivement localisé autour du corps papillaire et s'étendant à la fois en surface (hyperkératose) et en profondeur (œdème chronique), tandis que Brocq insiste surtout sur l'hyperkératose, sans pouvoir affirmer le lien anatomique de la lésion primitive, qui pour lui est la couche superficielle du derme ou le corps muqueux de Malpighi. Enfin Auspitz ne voit que l'anomalie du processus de kératinisation joint à l'hyperkératose.

Des recherches nouvelles et très intéressantes sont dues à Monro. Cet auteur s'occupe de savoir non pas de quelles lésions s'accompagne le psoriasis chronique, mais de chercher, au contraire, quel est, dans la lésion psoriasique naissante, le premier trouble que peut surprendre l'examen microscopique, et il arrive aux conclusions suivantes : « On observe que la lésion la première en date est la formation de minuscules abcès intra-épidermiques dans des érosions de la lame cornée, et quant au processus d'hyperkératose, quand on suit l'évolution de la lésion, c'est visiblement le résultat de l'abcès primitif, c'est un processus de défense locale qui enveloppe l'abcès, le rejette au dehors et reconstruit la lame cornée épidermique normale au-dessous de lui. Mais pendant ce temps le germe inconnu du psoriasis demeure, et dans l'épaisseur de la lame cornée reconstruite, il détermine un nouvel appel de leucocytes, un nouvel abcès identique au premier. Aussi la squame psoriasique est l'histoire de 10, 20, 30 lésions semblables superposées, incessamment renaissantes. Le psoriasis n'est donc pas, comme on l'a dit, le résultat d'on ne sait quel vice de formation de l'épiderme corné. Dans le psoriasis, ce vice de kératinisation est une lésion essentiellement secondaire. »

On pourrait, en parlant du psoriasis, inverser l'adage *natura morborum curationes ostendunt*, et dire *naturam morborum curationes ostendunt*. C'est que l'efficacité des remèdes antiparasitaires dans LE TRAITEMENT du psoriasis, plaide fort en faveur de la nature infectieuse de cette affection. Comme le fait remarquer Neisser, des remèdes les plus utiles contre le psoriasis (goudron, acide salicylique, chysarobine), le plus efficace est incontestablement la chysarobine. Or, des expériences faites sur les différentes espèces de champignons, il résulte que la chysarobine rentre dans les parasiticides les plus énergiques, sur les champignons qui croissent à la surface de la peau.

D'autre part, « l'action favorable de l'arsenic sur certaines dermatoses, dit M. le professeur Soulier[1], semble s'expliquer par une action de contact de l'arsenic au moment de son élimination... Si l'arsenic paraît épargner plus facilement les petits que les grands, cependant il tue assez des premiers pour être considéré comme un antiseptique, et surtout on peut admettre qu'il soit, comme modificateur du terrain, indirectement antimicrobien. »

Les injections de liquide testiculaire dans le traitement du psoriasis, que l'on a employées récemment, semblent agir de même : elles modifient le terrain, elles le fortifient contre les attaques du parasite du psoriasis.

Notre maître, M. le professeur Augagneur, en 1893, a employé les injections de Brown-Sequard dans la tricophytie, partant de ce fait que le parasite ne peut plus végéter chez les sujets qui ont atteint la puberté, ce qui fait croire à une modification des tissus, liée à l'évolution des organes génitaux. Il a fait de nombreuses injections chez les enfants malades de l'Antiquaille. Ces enfants, généralement chétifs, ont été améliorés dans leur état général ; au point de vue local, il a été noté assez souvent une atténuation des symptômes.

Et l'on voit que ce n'est pas sans raison que Neisser

[1] Soulier, *Traité de thérapeutique*, t. I.

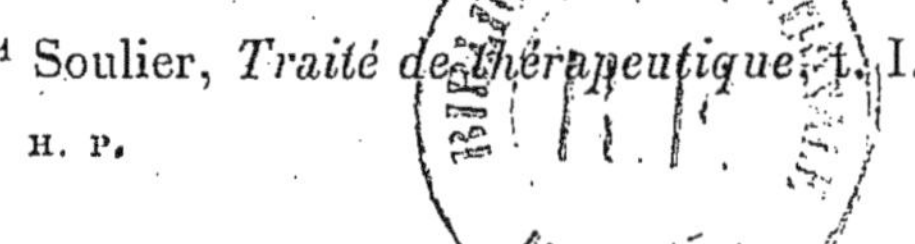

s'écriait : « Le psoriasis est une maladie parasitaire, c'est cette notion qui doit en dicter le traitement, et c'est en persévérant dans cette voie qu'on arrivera à faire progresser la science. »

Maintenant que nous avons exposé et discuté la théorie parasitaire, nous pouvons dire que le psoriasis doit être regardé comme une maladie infectieuse chronique.

Poor, dès 1878, le rapprochait de la malaria : « L'affection, en effet, ne se développe pas seulement par des influences mécaniques ou chimiques, elle n'affecte jamais la peau seule, mais aussi les intestins ; on trouve dans l'urine le penicillium et une augmentation des acides ; la maladie se développe surtout au printemps et à l'automne, et elle se répand comme les fièvres intermittentes et les maladies malariques. »

Kopp, en 1886, dit qu'une série de faits semblent montrer que le psoriasis doit être rangé parmi les infections chroniques, ainsi : l'apparition de nouvelles poussées à certaines époques de l'année, l'atteinte simultanée par la maladie de plusieurs membres de la même famille, l'apparition de l'infection sous l'influence d'agents provocateurs (égratignures, frottements), comme cela se passe dans la syphilis, dans la variole.

Liebermeister, dans ses conférences cliniques, dit Jalkowski, attire toujours l'attention sur l'analogie du psoriasis avec la variole. La variole évolue d'une façon aiguë, le psoriasis d'une façon chronique. Dans les deux affections l'éruption ne tient pas son origine du dehors, mais du dedans, du système circulatoire ; c'est dans le sang que circule le virus morbide.

C'est aussi la doctrine professée par notre maître, et ses élèves Bernay et Piery disent : « Le psoriasis ne reconnaît pas comme agent pathogène un élément parasitaire local, se rencontrant uniquement dans la papulo-squame elle-même. Le cas d'inoculation de Destot en est une preuve péremptoire, puisque c'est à la région olécrânienne, au lieu d'élection de la maladie, qu'apparaissait l'eruption, alors qu'au point inoculé, une simple rougeur sans caractères nets, seule se manifestait. La transmission aurait donc lieu à distance par la voie circulatoire, et par suite le sang et toute l'économie auraient été infectés. »

Mais quelle que soit la porte d'entrée et quel que soit le mode de pénétration, les parasites ne doivent pas échapper à la loi générale qui veut que les microbes arrivés dans le sang disparaissent rapidement des vaisseaux principaux. Le sang doit donc être un milieu inhospitalier pour le parasite psoriasique, qui doit l'abandonner pour aller se réfugier dans les capillaires des organes — particulièrement dans les capillaires de la peau, par l'intermédiaire des cônes vasculaires de M, le professeur Renaut. — Nous avons vu précédemment le rôle que joue le système circulatoire dans la généralisation du psoriasis.

Dans la peau prédisposée d'une façon héréditaire ou acquise, le parasite trouve de meilleures conditions d'existence. Une fois localisé dans la peau, élabore-t-il, comme le bacille de la diphtérie, des substances solubles qui vont porter leur action sur l'axe encéphalo-rachidien ou les nerfs périphériques, y produire des lésions déterminantes, des arthropathies de Besnier et Bourdillon ? Ou bien les phénomènes articulaires, les douleurs, sont-ils dus à l'action directe de l'agent pathogène sur le système nerveux ? La solution de ce problème sera due à la complète connaissance du parasite lui-même.

D'où provient le parasite ? Ou il provient de l'extérieur à chaque manifestation de la maladie, ou il est fourni par l'organisme lui-même *(parasitisme latent)*, et c'est l'affaiblissement du terrain qui permet au parasite disposé à la surface de la peau de devenir actif, pathogène.

En réalité, le microorganisme semble bien souvent pénétrer par la peau dans laquelle il préexisterait : le rôle prépondérant du traumatisme en est la preuve. Le traumatisme peut, en effet, agir de trois façons : 1° chirurgicalement, ainsi, dans le cas de Destot, la piqûre de la lancette inoculatrice chargée d'agents pathogènes détermine l'infection ; 2° d'une façon favorisante, c'est-à-dire servir aux colonisations microbiennes : on connaît les expériences de Max Schüller. Les frottements, les moindres égratignures, le grattage, déterminent les localisations psoriasiques (expériences de Köbner) ; 3° en éveillant un processus microbien latent, rien ne s'oppose en effet à l'hypothèse que le parasite du psoriasis est, au même titre que le staphylocoque, un hôte normal de la peau.

Quoi qu'il en soit, si l'agent pathogène du psoriasis se rapproche des agents infectieux ordinaires (bactéries, etc.) par sa généralisation rapide, la secrétion de substances toxiques; par sa tenacité, son accroissement progressif sur la peau, sa localisation unguéale, il a de l'analogie avec les dermatomyces. Il ne semble pas provoquer dans l'organisme de réactions extrêmes : cependant, si des recherches nouvelles établissaient la réalité du psoriasis des muqueuses, que décrivent Kuznitzky, Sach, Soueix, l'exactitude des rapports du psoriasis avec les affections bronchiques, les métastases trouveraient leur explication dans la théorie parasitaire.

Nous ne chercherons pas à nous demander à quelle classe d'êtres appartient le parasite du psoriasis, ce qu'il nous importe de savoir, c'est que la maladie est due à un être vivant. Comme dit Sabouraud : « Peu importe que la maladie parasitaire soit causée par un helminthe, un rhizopode ou une bactérie ; ce qui importe, c'est qu'elle est l'œuvre d'un être vivant. Et dans une maladie « à évolution », toutes les fois que nous avons atteint à sa cause, cause actuelle ou cause passée, c'est cette cause vivante que nous avons rencontrée. Qu'il s'agisse d'un kyste hépatique ou d'une infection puerpérale, le problème n'est pas différent : la trichinose n'est pas moins une maladie infectieuse que l'infection à streptocoques. Toutes conduisent à la proposition générale suivante, que la maladie parasitaire est le résultat visible pour nous d'une existence qui se fait ou qui s'est faite aux dépens d'une autre. »

CONCLUSIONS

I. De mombreuses théories ont été proposées pour rendre compte de la nature du psoriasis ; la théorie du psoriasis maladie infectieuse parasitaire est la seule satisfaisante.

II. La diathèse arthritique, le système nerveux, une disposition spéciale héréditaire ou acquise de la peau ne peuvent intervenir dans la pathogénie du psoriasis que comme causes favorisantes et non comme causes directes.

III. La cause directe dupsoriasis estun parasite, qui reste encore à trouver au même titre que celui de nombre de maladies infectieuses.

IV. Le psoriasis a été inoculé à l'homme avec un résultat positif.

V. Les inoculations de psoriasis aux animaux ne sont pas démonstratives ; d'ailleurs il n'est pas prouvé rigoureusement que le psoriasis existe chez l'animal.

VI. D'autre part, les cas de « psoriasis vaccinal » ne

doivent pas être regardés comme des exemples de transmission à l'homme de l'agent pathogène du psoriasis ; en outre, les observations de contagion du psoriasis des animaux à l'homme semblent basées sur des erreurs de diagnostic.

VII. Il existe des cas de contagion du psoriasis de l'homme à l'homme ; parmi ceux-ci doivent être rangés les psoriasis dits « héréditaires », qu'on doit appeler « psoriasis familiaux. »

VIII. Enfin, la nature infectieuse du psoriasis est démontrée :

a) Par l'étiologie ;
b) Par l'histoire de la maladie ;
c) Par l'anatomie pathologique ;
d) Par l'efficacité du traitement antiparasitaire.

BIBLIOGRAPHIE

AQUARONE, Essais sur le psoriasis (th. de Montpellier 1865.

ANDERSON, On psoriasis and Lepra, 1865 (*in* Nielsen).

AUGAGNEUR et DESTOT, Lyon médical, t. LXI, 1889, p. 555.

AUGAGNEUR, Injections de Brown-Sequard dans la tricophytie (Soc. de sciences méd. de Lyon ; 8 février 1893).

BIETT, Abrégé des maladies de la peau, d'après Biett, par Cazenave et Schedel, 1833.

BAZIN, Leçons théoriques ou cliniques sur les affections génériques de la peau, 1862, p. 372.

— Dict. encyclop. des sciences méd., art. Dermatoses.

BALMANNO-SQUIRRE, The etiologie of psoriasis (Brit. med. Journ., 8 février 1873).

BAUDOT, Gaz. hebd. méd. et chir., 8 juin 1877 (Critique de la thèse de Testut).

BEISSEL, Zur Ætiologie der Psoriasis (Monatsheft. f. prakt. Dermat., V. Bd., n° 9, 1886).

BLOCK, 3000 Fälle von Hautkrankh. aus der dermat. Polikl. von Prof. Köbner (Dissert. Breslau, 1887).

BIENSTOCK, Zur Therapie der Psoriasis (Dissertat., Breslau, 1888).

BOURDILLON, Psoriasis et arthropathies (th. de Paris, 1888).

BOULAY, Nature et traitement du psoriasis (*in* Gaz. des hôp., sept. 1889).

BRISSAUD, Théorie nerveuse du psoriasis (Gaz. hebd. de méd. et de chir., 1er mars 1889).

BESNIER, Traité de thérapeutique de Robin (Traitement des maladies de peau, fasc. I, art. Psoriasis).

BESNIER et DONON, Pathologie et traitement des maladies de la peau. par Kaposi (traduct. et annot. de Besnier et Doyon, 1891).

BROCQ, Traitement des maladies de la peau, 1890, p. 693.

BOUFFÉ, Associat. franç. pour l'avanc. des sciences, Bordeaux, août 1895.

BYRON-BRAMWELL, Brit. med. Journ., 28 oct. 1893.

BERNAY et PIERY, Pathogénie du psoriasis (Presse méd., 1896, p. 521).

BADER, Uber Psor. med. deren behandlung. zusammenfass. Bericht über 333 Fälle (Dissert., Leipzig, 1897).

BALLET, Psychoses et affections nerveuses, 1897.

CHAMBARD, Dict. encyclop. des sciences médicales, t. XXVII, p. 751, art. Psoriasis.

CROCKER, Discussion on the etiology and treatm. of. psoriasis (Brit. med. Journ., vol. II, 1893, p. 934).

COFFIN, Étude sur la pathogénie du psoriasis (Gaz, hebd. de méd. et chir., 12 août 1893, p. 374).

CANTRELL, Med. Record, 2 mai 1896.

CADEAC, Pathologie interne des animaux domestiques, t. VII, p. 199.

CASTEL (DU), le Psoriasis simple (Sem. méd., 4 oct. 1899).

— Psoriasis arthropatique et vitiligo (Ann. dermat. et syph., 1899, p. 48).

CAMPANA, Psoriasi e alcoolismo (Riforma medica, 1899, n°s 14, 15, 16, 17).

DEVERGIE, Traité pratique des maladies de peau, 1857.

DURON, Quelques Considérations sur les rapports du psoriasis et du rhumatisme chronique fibreux (th. de Paris, 1886.)

DUCREY, Sulla voluta contagiosità della psoriasi, XII congr. med. di Pavia, 1897. Giorn. ital. d. malatt. ven. e d. pelle, 1887. C. R. *in* Ann. de dermat., 1888.)

DESTOT, Transmission du psoriasis par inoculation. (Province méd., 8 juin 1889, et Lyon médical, 1895.)

DINO, Revue méd. de la Suisse romande, 1896.

Danlos, Psoriasis et arthropathies (Ann. de dermat. et syph. 1896).

Eklund, Ann. de dermat. et syph., 1883.

Fayard, Parasitisme et psoriasis (Prov. méd., 1889).

Fleury, Mémoires et observations sur les affections cutanées décrites par Willan, sous les noms de psoriasis et de *lepra vulgaris*, et sur le traitement de ces affections par la pommade de goudron. (Arch. gén. de méd., Paris, 1836).

Gaskoin, On the relat. of psor. veth. nerv. dis. (Brit. M. J., London, 1873).

Guibout, Leçons cliniques sur les maladies de la peau, 1875, p. 64).

Greenouch, Clinical notes of psoriasis (Boston med. and surg. Journ., 10 sept. 1885).

Gothe, Die Fälle von Psoriasis welche in der mediz. klin., zu Göttingen in den Jahren 1887-1888 beobachten werden (Dissert. Göttingen, 1889).

Hafner, Ubertragung der Psoriasis des Rindwiehs auf Menschen (Med. Cor. des Wurt. ärtzl. Verein, 1856, p. 254, *in* Kuznitzky, p. 456).

Höring, Beobachtungen uber Psoriasis ubertragen vom Rindvieh auf Menschen (Med. corresp. der Würt. ärtzl. Vereins, 1856, p. 149, *in* Kuznitzky, p. 453).

Hardy, Leçons sur les maladies de la peau, p. 92, 1858.

Hebra, Lehrbuch der Hautkrankheiten, Erlangen, 1872.

Hammer, Uber Psoriasis vulgaris (Mittheil. aus d. med. klin. zu Würzburg, Bd II, 1886, p. 404-405).

Hölscher, Ueber die Beziehungen zwischen Psoriasis und Asthma (Dissert. Kiel. 1893).

Hallopeau et Gasne, sur un Cas de psoriasis avec achromies persistantes et localisations suivant des sphères de distribution nerveuses (Ann. de dermat. et syph., 1897).

Jamieson, Edinb. med. Journ., 1879.

Jacquet et Liefering, Lésions médullaires dans le psoriasis arthropathique (Bull. Soc. franç. de dermat. et syph., 9 janvier 1896).

Jalkowski, Zur Pathologie der Psoriasis nach 105 in den letzen Jahren in den med. klin. zu Tübingen, 1896).

Jourdanet, Psoriasis et métamérie médullaire (Prov. méd., 27 mai 1899).

Köbner, Zur Ætiologie der Psoriasis (Arch. f. Dermat, 1876, VII, p. 659).

Kopp, Die Trophonorosen der Haut, Wien 1886.

Kromayer, Zur Pathol. Anat. der Psoriasis u. s. w. (Arch. f. derm. und syph., 1890, Bd. XXII, p. 557.

Kuznitzky, Psor. unilat. u. die Theor. ub. Ætiol. d. Psor. Monat. f. prakt. Dermat. XXIII Band, 1896 ; Cong. de méd. all. Francf. s/M, 22 sept. 1896, et Ætiologie und Pathogenese der Psoriasis (Arch. f. Dermat. und syph., Band XXVIII, p. 405).

Lang, Vierteljahr f. dermat. u. syph., 1878 et 1879.

Leloir, Recherches cliniques et anat. pathol., sur les affections cutanées d'origine nerveuse (th., Paris, 1882).

Lassar, Berlin. klin. Voch. 1885, n° 47, et Société berlin. de de dermat., 5 mars 1895 (Ann. dermat. 1895).

Ligouzat, les Cellules éosinophiles, leur signification, leur valeur diagnostique (th. de Lyon, 1894).

Leredde, Etude du sang des psoriasiques au point de vue des cellules éosinophiles (Ann. de dermat., 1897).

— Le rôle du système nerveux dans les dermatoses (Arch. gén. de méd., mars et avril 1899).

— Pathologie générale des dermatoses toxiques (Presse médicale, 16 sept. 1899).

Morat, les Nerfs trophiques (Lyon médical, t. LXXXV, p. 243)

Muller. Ein Beitrag zur Ætiologie der Psoriasis (Dissertat.. Greifswald, 1882).

Matei (de), Congrès ital. de méd. de Pavie, 1887).

Mourier, Rapports du psoriasis et de l'eczéma (th. de Lyon, 1891).

Mantegazza, Note istol. sopra alcuni casi di psor. (Giornale ital. delle malatt. ven. e della pelle, mars 1893, p. 51 (Ann. dermat. et syph. 1893).

MENEAU, Gaz. hebd. des sciences médicales de Bordeaux, 15 déc. 1895.

MUNRO, Note sur l'histopathologie du Psoriasis (Ann. de dermat. et syph., 1898, p. 961).

NEUMANN, Uber die anat. Veränderungen der Haut bei Psoriasis vulgaris (Wiener med. Jahrb., I, 1879).

NIELSEN, Bidrag til. Kunskaben om Psoriasis, Köpenhagen, 1892, traduction allemande (Monatshefte für praktische Dermatologie, 1er et 15 oct. 1892).

NEISSER, Uber Psoriasis Therapie nebst Bemerkungen über Verwendbarkeit des Chrysarobin. Zeitschrift f. artzliche Landpraxis 1894, n° 1 et 2 (Ann. de Dermat. et Syph. 1894, p. 877).

POOR, Beiträge zur Ætiologie imd Therap. der Psoriasis vulgaris (Frager Viertelj. für prakt. Heilkunde, 1878, Bd, I).

POLOTEBNOFF, Uber die Ætiologie, den Verlauf und die Behandlung der Psoriasis (Arch. für Dermat. 1887, XIX, 1190).

POLOTEBNOFF, Psoriasis (Dermatologischen Studien zweite Reiche 5, Heft., 1891).

RENDU, Rech. sur les alter. de la sensibil. de la peau (Ann. de Dermat. et de Syph., 1re série, t. V-VI, 1873-74).

ROBINSON, Arch. of Dermatol., Bd. VI, 1873.

RENDU, Ann. dermat., 1874, n° 6, et 1875, n° 1, 2, 3.

RENAUT, Dict. encyclop. des sciences méd. Art., Dermatoses, t. XXVIII, p. 158.

RICKEN, Beitrag zur Ætiologie der Psoriasis (Dissert. Würzburg, 1888).

RIES, Die patologische Anatomie der Psoriasis (Vierteljahrschrift für Dermat., und Syph. XV (der Reihenfolge XX, Jahrgang 1888).

RIOBLANC, sur un Cas de psoriasis vaccinal (Annales de dermatologie, 1895, p. 880).

REMLINGER, les Microbes de la peau humaine, leur énumération, leur détermination, leur rôle en pathologie, les erreurs qu'ils peuvent entraîner au cours des recherches bactériologiques (Médecine moderne, 22, 25, 29 avril 1896).

Rebreyend et Lombard, Psoriasis et Zona (Progrès médical, déc. 1896).

Ssirski, Psoriasis als einer der Symptome bei Tabes dorsalis. S. Petersb. medic. Wochenschr., 1898, n° 3, p. 21.

Schutz, Beitrage zur Pathologie der Psoriasis (Arch. f. Derm. und Syph., 1892, Band XXIV, p. 739).

Sabouraud, les Tricophyties humaines, Paris, 1894, Préface.

Sacquépée, Etude sur la flore bactérienne du vaccin (mixture vaccinale glycérinée) (th. de Lyon, 1896, p. 69).

Soueix, Troubles oculaires dans le psoriasis et le pemphigus. (th. de Paris, 1896).

Testut, de la Symétrie dans les affections de la peau (th. de Paris, 1876).

Tommasoli, Sulla transmiss. d. ps. nel coniglio (Gaz. d. Osp., 43, 44, 1886).

— Psoriasis et lactation (Ann. de Dermat., 1892).

Thibierge, un Cas de psoriasis avec loc. predom, sur le terr. du nerf saph. int. gauche etc. (Bulletin de la Soc. franç. de dermat. et de syph., Paris, 1893, p. 479).

Tortellier, Contribution à l'étude de l'étiologie du psoriasis (th. de Paris, 1893-94).

Tenholt, Psoriasis beim Rind übertragbar auf Menschen Corresp. des allg. ärtzl. fer. von Thüringen, 1888, p. 280 (Kuznitzky, 1897, p. 457).

Tchlenoff, Alcalinite du sang dans certaines dermatoses (Wratch. 1898, n° 9, p. 248. Ann. dermat., février 1899, p. 194).

Unna, Congrès de Copenhague (C. R., Annales de dermatologie, 1884, p. 697).

Vignal, Psoriasis vaccinal (th. de Lyon, 1897).

Wertheim, Vortrag ueber Psoriasis (Wiener medic. Wochenschrift, 1863, n° 51).

Wützdorf, Beitrag zur Ætiol. der Psoriasis vulgaris (Vierteljahr für Dermat. und Syph., 1876, p. 329-349).

Wolff, Viertelj. f. Dermat. und Syph., 1884, nos 3 et 4.

Weinbrenner, Ueber die Fälle von Psoriasis velche in der Königlichen Universitätsklinik in der Jahren 1879 bis 1894, beobachtet wurden (Dissert. zu Bonn., 1894.)

Zarthmann, On smitsemhenden og Behandlingen of psoriasis (Hopitalstidende, 23 août 1893 ; Ann. derm. et syph.).

Zelenew, Etat du sang dans le psoriasis (Ann. de dermat., 1893).

TABLE

Lyon. — Imp. A. REY, 4, rue Gentil. — 22443

www.ingramcontent.com/pod-product-compliance
Ingram Content Group UK Ltd.
Pitfield, Milton Keynes, MK11 3LW, UK
UKHW012236240726
13966UKWH00003B/1123

9 782012 882010